新形态一体化系列教材

儿科护理技术操作实践教程

主　编　王海英　彭艳波　王所荣

副主编　俞道敏　张远惠　张娅梅　杨庆丽　杨　莉
　　　　鲁　瑶　孙凤玲

编　委（以姓氏笔画为序）

马顺芬	王　瑶	王元玲	王所荣	王海英
太飞霞	朱　艳	刘梅仙	孙凤玲	李玉萍
杨　莉	杨庆丽	杨守慧	吴丽琴	张云美
张亚琼	张伍琼	张远惠	张娅梅	陈林丽
武江梅	周　娇	周赟娟	段　婧	俞道敏
祝新锐	姚红伶	梅雪瑞	彭艳波	董爱芬
蒋金丽	韩晶晶	鲁　瑶	蔡冬梅	颜玉娟

U0321514

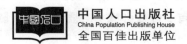

中国人口出版社
China Population Publishing House
全国百佳出版单位

图书在版编目（CIP）数据

儿科护理技术操作实践教程 / 王海英，彭艳波，王
所荣主编 . — 北京：中国人口出版社，2022.9
ISBN 978-7-5101-8198-6

Ⅰ . ①儿… Ⅱ . ①王… ②彭… ③王… Ⅲ . ①儿科学
—护理学—医学院校—教材 Ⅳ . ① R473.72

中国版本图书馆 CIP 数据核字（2021）第 237886 号

儿科护理技术操作实践教程
ERKE HULI JISHU CAOZUO SHIJIAN JIAOCHENG

王海英　彭艳波　王所荣　主编

责 任 编 辑	杨秋奎	
责 任 印 制	林　鑫　王艳如	
出 版 发 行	中国人口出版社	
印　　　刷	廊坊市广阳区九洲印刷厂	
开　　　本	787 毫米 ×1092 毫米　　1/16	
印　　　张	15.25	
字　　　数	380 千字	
版　　　次	2022 年 9 月第 1 版	
印　　　次	2022 年 9 月第 1 次印刷	
书　　　号	ISBN 978-7-5101-8198-6	
定　　　价	49.80 元	

网　　　　址	www.rkcbs.com.cn
电 子 信 箱	rkcbs@126.com
总编室电话	（010）83519392
发行部电话	（010）83510481
传　　　真	（010）83538190
地　　　址	北京市西城区广安门南街 80 号中加大厦
邮 政 编 码	100054

前言 PREFACE

在儿科临床工作中，护理技术质量至关重要，是医院护理培训的主要内容，也是医院护理质量控制的重点。随着儿科护理的不断发展，各专业的不断细化，有关儿科各专业的护理技术，如外科护理技术、新生儿护理技术、重症护理技术、康复护理技术等的知识点和操作要点，分散出现于各专业儿科护理书籍中。因此，本书在各专业护理技术介绍的基础上，紧贴临床操作，用物和技术均体现出目前临床常用和较新的护理理念，是一本较全面的儿科护理技术操作实践教程。

全书共五章，分别介绍了儿科常规护理技术、儿科重症护理技术、新生儿专科护理技术、儿外科常见护理技术，以及儿童康复护理技术。在编写过程中，我们邀请了业内专业技术能力较强的护理专业人士讨论、制定操作细节和质量标准，力求全面展现儿科护理技术相关知识。为了便于广大儿科护理工作者和相关专业学生的学习和参考，本书制定了较完整的操作流程图，并附操作视频，以期各位能更好地掌握各专业的儿科护理技术。

本书的编写得到了各医疗卫生机构护理同人的支持，在此一并致谢。

由于编者水平所限，书中疏漏和不足之处，恳请各位专家和读者批评指正。

编　者

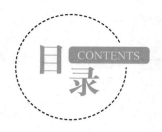

目录 CONTENTS

第一章　儿科常规护理技术 ·· 1

第一节　皮内注射技术 ·· 2
第二节　皮下注射技术 ·· 6
第三节　肌内注射技术 ·· 10
第四节　静脉留置针输液技术 ·· 14
第五节　婴幼儿股静脉穿刺采血技术 ·· 18
第六节　小儿头皮静脉输液技术 ·· 23
第七节　密闭式静脉输血技术 ·· 27
第八节　真空负压静脉采血技术 ·· 32
第九节　生命体征测量技术 ·· 36
第十节　快速血糖监测技术 ·· 40
第十一节　氧气雾化吸入技术 ·· 43
第十二节　经口鼻腔吸痰技术 ·· 47
第十三节　物理降温技术 ·· 51
第十四节　保留灌肠技术 ·· 54
第十五节　小儿咽拭子采集技术 ·· 57
第十六节　输液泵和注射泵的技术 ·· 60

第二章　儿科重症护理技术 ··· 65

第一节　心电监测技术 ·· 66
第二节　桡动脉血标本采集技术 ·· 70
第三节　小儿心脏电除颤技术 ·· 74
第四节　鼻导管吸氧技术（中心供氧） ·· 78
第五节　经气管插管吸痰技术 ·· 82
第六节　心电图机的应用技术 ·· 87
第七节　心肺复苏术技术 ·· 91
第八节　洗胃技术 ·· 96
第九节　有创呼吸机的使用与维护技术 ·· 100
第十节　有创动脉血压监测技术 ·· 106

第十一节　中心静脉导管维护技术 ··· 111

第十二节　小儿保护性约束技术 ··· 115

第十三节　经鼻持续气道正压通气（CPAP）技术 ························· 118

第十四节　鼻饲技术 ··· 122

第三章　新生儿专科护理技术 ··· 127

第一节　新生儿入院身体评估技术 ·· 128

第二节　新生儿一氧化氮吸入治疗技术 ·· 132

第三节　新生儿光照疗法 ··· 136

第四节　新生儿换血疗法 ··· 141

第五节　新生儿脐部护理技术 ··· 144

第六节　新生儿臀部护理技术 ··· 148

第七节　新生儿足跟血采集法 ··· 151

第八节　新生儿亚低温治疗技术 ··· 154

第九节　新生儿抚触技术 ··· 159

第十节　新生儿沐浴技术 ··· 163

第十一节　新生儿置暖箱技术 ··· 166

第十二节　新生儿开放式远红外辐射台使用技术 ······························· 171

第十三节　新生儿袋鼠式护理技术 ·· 175

第十四节　新生儿心肺复苏技术 ··· 178

第十五节　新生儿经外周静脉穿刺中心静脉置管技术 ························· 183

第十六节　新生儿经外周静脉穿刺中心静脉导管维护技术 ··················· 188

第四章　儿外科常见护理技术 ··· 193

第一节　手术部位皮肤准备技术 ··· 194

第二节　胸腔闭式引流护理技术 ··· 197

第三节　大量不保留灌肠技术 ··· 201

第四节　膀胱冲洗技术 ··· 206

第五节　导尿技术 ··· 210

第六节　造口护理技术 ··· 214

第七节　轴线翻身技术 ··· 218

第八节　更换腹腔引流袋技术 ··· 221

第五章　儿童康复护理技术 ··· 227

第一节　穿脱衣物训练技术 ·· 228

第二节　吞咽训练技术 ··· 231

第三节　脑损伤患儿抗痉挛体位摆放技术 ··· 234

参考文献 ·· 237

第一章

儿科常规护理技术

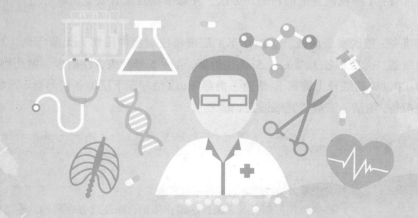

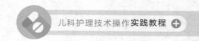

第一节 皮内注射技术

皮内注射是指将小量的药液或生物制品注射于皮内的方法。

目 的

用于药物过敏试验,预防接种、局部麻醉的起始步骤。

护理评估

(1)患儿的一般情况:年龄、病情、治疗情况、用药史、过敏史、家族史、注射部位的皮肤状况。

(2)患儿的认知反应:意识状况、心理状况、对用药的认知及合作程度。

操作前准备

(1)护士准备:衣帽整洁,洗手,戴口罩。

(2)患儿准备:了解皮内注射的目的、方法、注意事项及配合要点,取舒适体位并暴露注射部位。

(3)用物准备:按医嘱备药液。①治疗车上层准备注射盘内用物(无菌弯盘、75%乙醇、消毒砂轮、启瓶器、无菌棉签),1mL、5mL注射器,4~5号针头,注射卡,做药物过敏试验时备抢救药物(0.1%盐酸肾上腺素),快速手消毒液;②治疗车下层准备锐器盒、污物分类桶。

(4)环境准备:清洁、安静、光线适宜。

操作流程及操作要点

核对医嘱	♦核对医嘱,检查药液质量并吸取药液 ♦严格执行核对制度及无菌技术操作原则,除注意有效期外,还需检查药物有无变色、浑浊、沉淀,瓶身有无破损
携用物至床边	(略)
核对	♦操作前采取主动核对床号、姓名、性别、年龄,核对无误后,确认患儿并取得合作,解释操作目的和过程 ♦做药物过敏试验者,需再次核对有无药物过敏史

取合适体位	◊ 协助患儿采取合适体位 ◊ 穿衣过多或袖口过紧者，应将其一侧上肢衣袖脱出，使注射部位充分暴露
消毒待干	◊ 药物过敏试验用 75% 乙醇消毒皮肤，避免反复用力涂擦局部皮肤 ◊ 忌用含碘消毒剂，以免影响对局部反应的观察
再次核对排气	◊ 保证用药的正确与患儿的安全 ◊ 排气时注意防止浪费药液和针头污染
穿刺	◊ 左手紧绷皮肤，右手持注射器，针头斜面向上与皮肤成 5°~10°角刺入皮内 ◊ 待针尖斜面完全刺入皮内后，放平注射器，以左手拇指固定针栓，右手推入药液 0.1 mL，使局部隆起呈半球状皮丘，皮肤变白并显露毛孔 ◊ 进针角度不可过大，避免将药液注入皮下组织，影响对试验结果的判断
固定 回抽 注药	◊ 固定针栓，回抽无回血后注入药液 ◊ 回抽如有回血，须重新更换部位进针，切不可将药液注入血管内 ◊ 如无回血，缓慢、均匀推注药液
拔针	◊ 注射完毕，迅速拔出针头。再次核对，嘱患儿勿揉搓注射部位，勿离开病房，观察 20 min
整理记录	◊ 安置患儿舒适卧位 ◊ 整理用物，观察、判断、记录皮试结果

评 价

（1）护患有效沟通，患儿及家长了解操作目的。

（2）皮试药液剂量配制准确。

（3）注入部位、剂量准确，药物过敏试验皮丘明显。

（4）能准确判断皮试结果。

注意事项

（1）严格执行无菌技术操作原则及核对制度。

（2）行皮内过敏试验前，应询问家长患儿有无过敏史、用药史、家族史，如患儿对该药物过敏，则不应做皮试并与医生联系，更换其他药物。

（3）皮试药液现配现用、剂量准确。

（4）做皮试忌用含碘消毒剂，以免着色影响对局部反应的观察及与碘过敏反应相混淆，勿按揉注射部位，勿离开病房，观察 20min，以免影响结果的判断。

（5）进针角度不宜太大，以免将药液注入皮下，影响药物作用的效果及反应的观察。

（6）药物过敏试验结果如为阳性反应，需及时在病历、医嘱单、床头卡和注射单上用红色笔标注，并告知医师、患儿家长。

⟨⟩ 知识拓展

（一）皮试结果判断

（1）阳性：局部皮丘隆起并增大，出现红晕，直径大于 1cm，有伪足，局部发痒，严重者可有头晕、心慌、恶心，甚至发生过敏性休克。

（2）阴性：皮丘无改变，周围无红肿、红晕，患儿无自觉症状。

（二）药物过敏试验

选用前臂掌侧下段，以患儿手指宽度为准，腕横纹上三横指处皮肤较薄，肤色较淡，易于注射，且易观察局部反应。

（1）预防接种：如卡介苗接种，常选用上臂三角肌下缘。

（2）局部麻醉的先驱步骤：选用实施局麻处。

（三）常见并发症与防范措施

1．注射失败

（1）操作前做好患儿的安抚工作，解除紧张情绪，取得患儿的配合。

（2）对不合作的患儿，操作前做好肢体的充分固定。

（3）穿衣过多或袖口过紧者，应将其一侧上肢衣袖脱出，使注射部位充分暴露。

（4）确保针头与注射器乳头连接紧密，待针头斜面完全进入皮内再推药，防止注射时药液外漏。

（5）掌握注射进针的角度（5°～10°），切忌用力过猛造成针头贯穿皮肤。

2．虚脱

（1）操作前耐心做好解释工作，消除患儿紧张心理，同时避免在饥饿状态下进行治疗。

（2）对既往有晕针史及体质虚弱和情绪高度紧张的患儿，注射时最好采用卧位。

（3）注射时做到"两快一慢加均匀"，即进针快、拔针快、推药速度缓慢且均匀。

（4）一旦发生虚脱，立即取平卧位，吸氧。待患儿清醒后给予口服糖水等，症状可逐渐缓解。

3．过敏性休克

（1）注射前必须仔细询问，有药物过敏史者应停止该项试验。有其他药物过敏史或变态反应疾病史者应慎用。

（2）皮试观察期间的患儿应被安排在护士视线范围内，注意观察患儿有无不适，正确判断皮试结果。

（3）注射盘内备有 0.1% 盐酸肾上腺素，注射区域有完好的抢救设备。

（4）一旦发生过敏性休克，立即通知医师进行抢救。

操作评分标准

皮内注射技术操作评分标准

项目	技术操作要求	分值	扣分及原因	实际得分
准备质量标准 20分	评估：家长了解用药的目的；患儿的年龄、病情、意识状况、治疗情况、用药史、过敏史、家族史、注射部位的皮肤状况、心理状况、合作程度	8		
	护士：着装整洁，洗手，戴口罩	4		
	物品：备齐用物，放置合理	3		
	环境：清洁、光线适宜	3		
	体位：舒适	2		
操作流程质量标准 60分	处理核对医嘱，严格检查药物质量	5		
	配制药物（皮试液）剂量准确，严格执行无菌技术操作	6		
	核对床号、床卡、姓名、手腕带、药名，告知患儿及家长注射目的	5		
	舒适体位	2		
	选择注射部位正确	3		
	消毒注射部位皮肤正确（消毒直径＞5cm）	5		
	排气，再次核对	5		
	进针推注药液	6		
	拔针，再次核对	6		
	告知注意事项	4		
	协助患儿取舒适体位，整理床单元	3		
	整理用物，消毒双手，记录	3		
	判断皮试结果（两人同时）告知结果	4		
	医嘱单上记录、双签名	3		
终末质量标准 20分	执行"三查八对"、无菌技术	7		
	药物剂量准确，药物过敏试验皮丘符合要求	7		
	沟通效果好，患儿及家长知晓告知内容	6		
合计		100		

皮内注射技术

第二节 皮下注射技术

皮下注射技术是指将少量药液或生物制品注入皮下组织的技术。

目 的

用于不宜口服，且需在一定时间内发挥药效的药物，预防接种，局部供药。

护理评估

（1）患儿的一般情况：年龄、病情、治疗情况、用药史、过敏史、注射部位的皮肤及皮下组织情况。

（2）患儿的认知反应：意识状况、心理状况、肢体活动能力、对用药的认知及合作程度。

（3）糖尿病患儿注射胰岛素前要了解血糖及饮食进餐情况。

操作前准备

（1）护士准备：衣帽整洁，洗手，戴口罩。

（2）患儿准备：了解皮下注射的目的、方法、注意事项及配合要点，取舒适体位并暴露注射部位。

（3）用物准备：按医嘱备药。①治疗车上层准备注射盘内用物（无菌弯盘、安尔碘、75%乙醇、消毒砂轮、无菌棉签），注射卡，预防接种时备抢救药物（0.1%盐酸肾上腺素），1~2mL注射器，快速手消毒液；②治疗车下层准备锐器盒、污物分类桶。

（4）环境准备：清洁、安静、光线适宜，必要时屏风遮挡。

操作流程及操作要点

核对医嘱	♦ 核对医嘱，检查药液质量并吸取药液 ♦ 严格执行核对制度及无菌技术操作原则，除注意有效期外，还需检查药物有无变色、浑浊、沉淀，瓶身有无破损

▼

携用物至床边	（略）

核对	♦ 操作前采取主动核对床号、姓名、性别、年龄，核对无误后，确认患儿并取得合作，解释操作目的和过程
取合适体位	♦ 嘱患儿肌肉放松，勿紧张 ♦ 选择并暴露注射部位 ♦ 常选用上臂三角肌下缘，也可选用两侧腹壁、后背、大腿前侧和外侧
消毒 待干	♦ 常规消毒注射部位皮肤 ♦ 消毒直径大于 5 cm
再次核对 排气	♦ 操作中核对，保证用药的正确与患儿安全
穿刺	♦ 一只手绷紧局部皮肤，另一只手持注射器，食指固定针栓，针斜面向上，与皮肤成 30°～40°角，快速将针梗的 1/2～2/3 刺入皮下 ♦ 对过度消瘦者，捏起局部组织，适当减小进针角度 ♦ 进针角度不宜超过 45°，以免刺入肌层
固定 回抽 注药	♦ 固定针头的手指不可触及针梗 ♦ 松开绷紧皮肤的手，抽动活塞，如无回血，缓慢推注药液 ♦ 注意观察患儿情况，询问患儿感受
拔针	♦ 用棉签轻压穿刺点，快速拔针，穿刺点按压 3～5min。操作后再次核对患儿信息，确保患儿安全
整理记录	♦ 安置患儿于舒适体位，整理床单元 ♦ 用物分类处理，洗手并记录结果

评 价

（1）告知到位，患儿及家长了解操作目的，配合治疗，护患沟通有效。

（2）药物剂量、注射部位、手法正确。

（3）采用无痛注射技巧。

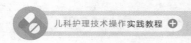
⚠ **注意事项**

（1）严格执行无菌技术操作原则及核对制度。

（2）对凝血功能障碍的患儿，若拔针后针眼有少量出血，应予以重新按压注射部位，避免形成血肿。

（3）胰岛素注射期间，注意观察患儿有无出现突然饥饿感、头晕、心悸、出冷汗、无力、心率加快等虚脱表现。

（4）凡对组织刺激性强的药物，不可用于皮下注射。

（5）长期注射者，应有计划地更换注射部位，避免硬结产生影响药物吸收；注射药液不足1 mL，应选择1 mL注射器抽吸药液，保证剂量准确。

↔ **知识拓展**

常见并发症与防范措施。

（一）硬结形成

（1）严格执行无菌技术操作原则，防止玻璃、橡皮碎屑等微粒随药液进入注射部位组织，造成无法吸收，形成硬结。

（2）需长期注射者，要有计划地更换注射部位，注射点要尽量分散，轮流使用，避免反复在同处进行注射。

（3）注射时应避开瘢痕、结节、压痛等部位，以免药物吸收不良。

（4）重视皮肤消毒，防止注射部位感染。局部皮肤较脏的患儿，注射前先用清水洗干净后再消毒。若患儿皮脂污垢较厚，可用75%乙醇擦干净后再行消毒注射。

（5）注射药量不宜过多，以少于2 mL为宜。

（6）为减少药液对局部组织的刺激，推药时速度应缓慢，用力要均匀。

（7）凡对组织刺激性强的药物，不可用于皮下注射。

（二）低血糖反应

（1）胰岛素注射期间，应严格遵守给药剂量、时间、方法。

（2）根据患儿营养状况，把握进针角度、深度。

（3）推药前必须先抽回血，无回血才可注射，避免将药液注入皮下血管内。

（4）叮嘱胰岛素注射期间的患儿，注射后不要剧烈活动，注射部位勿热敷、按摩，以免加速药物吸收，提早产生药效。

☺ **操作评分标准**

皮下注射技术操作评分标准

项目	技术操作要求	分值	扣分及原因	实际得分
准备质量标准20分	评估：①药物的浓度、剂量、注射目的	3		
	②患儿身体状况、意识、配合情况，有无药物过敏史	4		
	③注射部位的皮肤情况及皮下组织情况，肢体活动能力	3		
	护士：着装整齐，洗手，戴口罩	2		
	物品：备齐用物，放置合理	3		
	环境：整洁、安全、光线适宜	2		
	体位：取舒适体位，注意保暖，保护隐私	3		
操作流程质量标准60分	处理医嘱，告知患儿及家长用药目的	3		
	检查药物质量	3		
	抽取药液剂量准确，严格执行无菌技术操作	5		
	核对患儿信息、药名、浓度、剂量	4		
	舒适体位	5		
	选择合适的注射部位	3		
	消毒注射部位皮肤（消毒直径＞5cm），待干	5		
	再次核对，排气	4		
	进针无回血，推注药液	6		
	观察患儿，询问感受	5		
	拔针，按压	5		
	再次核对，告知注意事项	5		
	协助患者取舒适体位，整理床单元	4		
	整理用物，消毒双手，记录	3		
终末质量标准20分	执行"三查八对"	5		
	与患儿及家长沟通效果好	5		
	操作熟练、规范	5		
	药物剂量准确，注射部位恰当	5		
合计		100		

皮下注射技术

第三节 肌内注射技术

肌内注射是指将一定量药液注入肌肉组织的方法。肌内注射具有药物吸收快速、完全的特点，是临床重要的给药途径之一。

目 的

（1）用于不宜或不能口服、皮下注射、静脉注射，且要求迅速产生疗效者。
（2）注射刺激性较强或剂量较大的药物。

护理评估

（1）患儿的一般情况：年龄、病情、治疗情况、用药史、过敏史、注射部位的皮肤及肌肉组织状况。
（2）患儿的认知反应：意识状况、心理状况、肢体活动能力、对用药的认知及合作程度。

操作前准备

（1）护士准备：衣帽整洁，洗手，戴口罩。
（2）患儿准备：向患儿及家长解释肌内注射的目的及过程，取得配合。
（3）用物准备：按医嘱备药。①治疗车上层准备注射盘内用物（无菌弯盘、安尔碘、消毒砂轮、无菌棉签），根据评估选择适宜的注射器及针头，注射卡，备抢救药物（0.1%盐酸肾上腺素），2~5mL注射器（6~7号针头），快速手消毒液；②治疗车下层准备锐器盒、污物分类桶。
（4）环境准备：清洁、安静、温湿度适宜，光线充足，符合无菌技术操作的基本要求。有屏风或隔帘用于隐私保护。

操作流程及操作要点

核对医嘱	♦ 核对医嘱，检查药液质量并吸取药液 ♦ 严格执行核对制度及无菌技术操作原则，除注意有效期外，还需检查药物有无变色、浑浊、沉淀，瓶身有无破损。如遇两种以上药物同时注射时，应注意配伍禁忌 ♦ 粉剂药物稀释后及有正常沉淀的药物，抽药前需充分摇匀，正确抽吸药液
携用物至床边	♦ 携用物至患儿床边，操作前核对（腕带）床号、姓名、年龄，确认患儿 ♦ 解释操作目的和过程，并取得合作，必要时关闭门窗

取合适体位	◦ 协助患儿采取合适体位，选择并暴露注射部位 ◦ 肌内注射可取侧卧位、俯卧位、仰卧位和坐位 ◦ 体位摆放应使注射部位肌肉放松，减轻疼痛 ◦ 告知患儿注射时配合事项，注意保护患儿隐私
消毒 待干	◦ 注射部位皮肤由内向外螺旋式消毒，消毒直径>5 cm
再次核对 排气	◦ 保证用药的正确与患儿安全，排气时注意防止浪费药液和针头污染
进针	◦ 左手紧绷皮肤，右手持注射器，以中指固定针栓，针头与皮肤成90°角快速刺入2.5～3 cm（相当于针梗的2/3，消瘦患儿酌减） ◦ 切勿将针梗全部刺入 ◦ 同时转移患儿注意力
固定 回抽 注药	◦ 固定针栓，回抽无回血后缓慢、均匀推注药液 ◦ 回抽如有回血，须重新更换部位进针，切不可将药液注入血管内
拔针 按压	◦ 用无菌棉签轻压穿刺点后快速拔针，并继续按压片刻，再次核对
舒适体位	◦ 协助患儿穿好衣裤，取舒适体位
用物处置	◦ 清理用物，污物分类放置处理，注意职业防护 ◦ 洗手，记录

📝 评 价

（1）告知到位，患儿及家长了解操作目的，配合治疗，护患沟通有效。

（2）药物剂量、注射部位、手法正确。

（3）采用无痛注射技巧。

⚠ 注意事项

（1）对婴幼儿、躁动儿，注射前请助手或指导家长将患儿置于恰当体位，并牢固固定，以免注射时患儿躁动发生意外。

（2）严格执行无菌技术操作原则及核对制度。

（3）2岁以下的婴幼儿，不宜采用臀大肌注射，最好选用臀中肌和臀小肌注射，避免损伤坐骨神经。

（4）同时注射几种药物时，先注射无刺激性或刺激性弱的，再注射刺激性强的药物。

（5）长期注射者，应有计划地更换注射部位，避免产生硬结，影响药物吸收。

⟨⟩ 知识拓展

（一）常用注射部位定位法

1．臀大肌注射定位法

（1）十字法：从臀裂顶点向左或右画一条水平线，然后从髂嵴最高点作一条垂直线，将臀部分为四个象限，其外上象限避开内角（从髂后上棘至大转子的连线），即为注射区。

（2）连线法：取髂前上棘与尾骨连线外上1/3处为注射部位。

2．臀中肌、臀小肌注射定位法

以食指、中指尖分别置于髂前上棘和髂嵴下缘处，由两指和髂嵴之间构成一个三角形区域，此区域为注射部位。

髂前上棘外侧三横指（以患儿的手指宽度为准）处为注射部位。

3．上臂三角肌注射定位法

上臂外侧，肩峰下2～3横指处。该部位注射方便，但此处肌层较薄，只能用于注射小剂量药液。

（二）常见并发症与防范措施

1．疼痛

（1）解除患儿的思想顾虑，分散其注意力。

（2）正确选择注射部位，避开瘢痕、硬结或压痛处。

（3）采取合适的体位，使肌肉放松，易于进针。

（4）配制药液浓度不宜过大（过大时可分次注射），每次推注的药液不宜过快过多。

（5）注射时做到"两快一慢加均匀"，即进针快、拔针快、推药速度缓慢且均匀。

（6）同时注射几种药物时，应先注射无刺激性或刺激性弱的，再注射刺激性强的药物。

（7）长期注射，应有计划地更换注射部位，避免硬结产生，影响药物吸收。

2．神经性损伤

（1）注射药物应尽量选用刺激性小、等渗、pH值接近中性的药物。

（2）注意注射处的解剖关系，准确选择臀部、上臂部的肌内注射位置，避开神经及血管。为儿童注射时，除要求进针点准确外，还应注意进针的深度和方向。

（3）在注射药物过程中若发现神经支配区麻木或放射痛，应考虑注入神经内的可能性，须立即改变进针方向或停止注射。

3．针眼渗液

（1）选择合适注射部位，选择神经少、肌肉较丰富之处。

（2）掌握注射剂量。每次注射量以 2 ～ 3 mL 为限，不宜超过 5 mL。

（3）每次轮换部位，避免同一注射部位反复注射。

4．针头堵塞

（1）根据药液性质选择粗细合适的针头。

（2）充分将药液摇匀，检查针头通畅后方可进针。

（3）注射时保持一定的速度，避免停顿导致药液沉淀在针头内。

（4）注射油性药剂时，应选择粗长针头。

5．针头弯曲或针体折断

（1）避免在硬结或瘢痕处进针。

（2）对婴幼儿，注射前请助手或指导家长将患儿置于恰当体位，并牢固固定，以免注射时患儿躁动发生意外。

（3）注射时勿将针梗全部插入皮肤内，以防发生断针时增加处理难度。

操作评分标准

肌内注射技术操作评分标准

项目	技术操作要求	分值	扣分及原因	实际得分
准备质量标准20分	评估：①患儿病情，心理状态，合作程度；环境是否清洁、舒适、安全	5		
	②注射部位，药物性质	5		
	护士：①仪表端庄，服饰整洁	3		
	②洗手，戴口罩	2		
	准备：备齐用物和抢救药品	2		
	体位：体位正确，注意保暖	3		
操作流程质量标准60分	处置、核对医嘱（"三查八对""一注意"）准确	4		
	检查药物及灭菌物品	4		
	安瓿（药瓶）锯、消毒、掰开方法正确	3		
	抽吸药液剂量准确，无污染（抽吸药液放入无菌盘内）	5		
	核对患儿信息、药名、浓度、剂量，解释	4		
	正确选择注射部位	4		
	消毒皮肤方法正确（消毒直径＞5 cm），待干	3		
	再次核对、排气手法正确	4		
	进针角度、深度适宜	6		
	注射前回抽，注药速度适宜	4		
	密切观察并询问患儿感受	3		
	拔针，按压针眼符合规范	4		
	再次核对	3		
	协助患儿取舒适体位，整理床单元	3		
	整理用物，用物处置符合规范	3		
	消毒双手，记录	3		

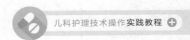

项目	技术操作要求	分值	扣分及原因	实际得分
终末 质量 标准 20分	动作熟练、轻巧，操作方法规范	5		
	熟悉过敏反应、疼痛休克等抢救程序	5		
	执行核对制度和无菌技术操作原则	5		
	与患儿及家长沟通语言恰当，态度和蔼	5		
合计		100		

肌内注射技术

第四节　静脉留置针输液技术

静脉留置针是指通过穿刺使导管进入静脉的一种输液工具，可用于临床静脉输液、输血等治疗。静脉留置针输液技术是儿科临床护理中比较常用的一种方法。

目　的

静脉留置针又称套管针，用于保护血管，避免反复穿刺造成的血管损伤，减轻患儿的痛苦，建立静脉通路，便于紧急情况的用药和抢救。

护理评估

（1）患儿的一般情况：年龄、病情、治疗情况、用药史、过敏史、穿刺部位的皮肤及血管情况。

（2）患儿的认知反应：意识状况、心理状况、肢体活动能力、对用药的认知及合作程度。

操作前准备

（1）护士准备：衣帽整洁，洗手，戴口罩。

（2）患儿准备：向患儿及家长解释静脉留置针输液的目的及过程，取得配合。

（3）用物准备：按医嘱备药。①治疗车上层准备注射盘内用物（无菌弯盘、安尔碘、75%乙醇、排液碗、无菌棉签、生理盐水或10U/mL肝素盐水、0.1%盐酸肾上腺素1支、胶布、型号适宜的留置针、透明敷贴、止血带、输液器、瓶口贴、5mL注射器2副），输液卡，快速手消毒液；②治疗车下层准备锐器盒、污物分类桶。

（4）环境准备：清洁、安静、温湿度适宜，光线充足，符合无菌技术操作的基本要求。

⑤ 操作流程及操作要点

核对	♦ 核对患儿信息及治疗信息

准备	♦ 洗手，戴口罩，准备用物，选择适宜的留置针，按照医嘱配制药液

携用物至床边	♦ 核对患儿信息、治疗信息，解释输液目的和方法，患儿取适当体位

穿刺	♦ 输液器排气：排尽输液管及针头内空气 ♦ 留置针连接：打开留置针，与输液器连接，再次排气 ♦ 选择静脉：根据输注液体类型、速度和持续时间，婴幼儿穿刺部位可选择头皮和脚，儿童能在手部或上肢进行穿刺 ♦ 扎止血带：止血带常规在穿刺点上方6cm，年长患儿嘱其握拳 ♦ 消毒2次：用安尔碘棉签以穿刺点为中心由内至外螺旋式消毒，消毒范围应大于敷贴范围，常规直径大于8cm，婴幼儿直径大于5cm，消毒液待干 ♦ 再次核对 ♦ 进针：取出留置针，松动外套管并调节针头斜面朝上，绷紧局部皮肤，以15°~30°角进针，直刺血管，见回血后，压低角度（5°~10°）再进针少许，后撤针芯0.2~0.3cm，将导管与针芯全部送入血管（切勿将针芯拔出后重新插入外套管，否则可能导致外套管损伤） ♦ 左手固定导管针，右手撤出针芯，将针芯放入利器盒内 ♦ 松止血带，稍打开调速器

固定	♦ 无菌透明敷贴覆盖 ♦ 以穿刺点为中心无张力固定平整。延长管采用高举平台法U形固定，肝素帽要高于导管尖端，且与血管平行，敷贴要将白色隔离塞完全覆盖 ♦ 标示穿刺日期、时间、责任者

滴数调节 健康教育	♦ 根据患儿病情、年龄、药物性质调节滴速 ♦ 再次核对 ♦ 针对留置针保护（穿刺处勿沾水，敷贴潮湿应及时告知，留置针一侧肢体避免剧烈活动或长时间下垂等）、输液滴注情况、输液反应等进行健康教育

给药 封管	◌ 根据需要静脉给药，或直接封管 ◌ 每次静脉给药或封管前后应当检查导管留置有效性，发现异常及时拔除导管，给予处理 ◌ 暂停输液进行封管 　①关闭调节器，将抽有肝素液 5 ~ 10U/mL 的 4 ~ 5mL 注射器与输液针头相连，向静脉内呈脉冲式，即推一下停一下，使其形成漩流 　②当封管液剩余 2mL 时缓慢推注，边推注边退管 　③当封管液剩余 0.1 ~ 0.2mL 时，关闭调节夹，推注封管液（推不动则说明调节夹已加紧；反之，检查调节夹是否出现问题，若出现问题要及时解决） 　④拔出针头，将肝素帽、延长管置于舒适部位，必要时给予弹性绷带，防止患儿抓脱
体位	◌ 协助患儿取舒适体位，整理床单元
用物处置	◌ 按废弃物分类处理原则清理用物 ◌ 洗手 ◌ 记录穿刺部位、导管留置有效性等情况 ◌ 至少每天评估一次导管及局部情况 ◌ 导管有无滑脱、断裂，局部有无红、肿、热、痛、条索状硬结等静脉炎表现，及时处理置管相关并发症

📝 评　价

（1）严格执行核对制度及无菌技术操作。

（2）操作规范、熟练，穿刺一针见血，透明敷贴固定符合要求。

（3）输液滴数符合医嘱及病情需要。

（4）与患儿及家长沟通并做相关健康教育，患儿及家长知晓留置针的注意事项。

⚠ 注意事项

（1）严格执行无菌技术操作及核对制度。

（2）选择粗直、弹性好、易于固定的静脉，避开关节和静脉瓣。

（3）在满足治疗前提下选用最小型号、最短的留置针。

（4）妥善固定，告知患儿及家长注意不要抓挠留置针，护士应注意观察。对不配合治疗患儿，辅助使用绷带固定穿刺部位，加强巡视。注意倾听患儿主诉；观察留置针是否有滑脱、弯折、扭曲、破裂等，敷贴是否有潮湿、卷边、脱落、破损等异常情况；观察穿刺部位有无红肿、疼痛、渗液，输液管路是否通畅，滴速有无改变，有无输液反应或输液故障。

（5）掌握输液速度，一般小儿为 20 ~ 40 滴 / 分，严重脱水、休克患儿可加快速度，有心、肾疾患者输液速度要慢，应遵医嘱调节滴速。

（6）24 h 连续输液时，需每日更换输液器。每隔 72 h 更换一次敷料，或随导管一起更换。如贴膜卷边或输液接头、延长管有污染，则立即更换，更换透明贴膜后仍要记录穿刺的时间。

知识拓展

（1）基于输注液体类型、速度和持续时间选择适宜的套管针。26 G：通常用于新生儿或早产儿；24 G：通常用于小婴儿及静脉特别细者；20 ~ 22 G：用于一般患儿（当须注射刺激性强，如钾或黏稠的液体时，应选用较大号的留置针及大的静脉）；18 ~ 22 G：用于外科手术及输血的患儿。

（2）婴幼儿的穿刺部位可选择头皮和脚，儿童能在手部或上肢进行穿刺，尽可能选择血管末端的位置，避开关节或韧带处，以及坏死、萎缩、血栓或瘢痕组织处的血管。

（3）输注腐蚀性药物时，由于可能发生静脉外渗引起瘢痕组织或肌肉挛缩，因此应避开头皮静脉或关节韧带处。

（4）应使用"无张力性粘贴+塑形"方法，以穿刺点为中心，将白色隔离塞塑形固定，以穿刺点为中心，向四周按压固定敷贴，敷贴要将白色隔离塞完全覆盖，延长管采用高举平台法（将要固定的突出部分高高举起，360°旋转塑形）U 形固定。

操作评分标准

静脉留置针输液技术操作评分标准

项目	技术操作要求	分值	扣分及原因	实际得分
准备质量标准20分	评估：①静脉留置针输液目的、药物作用	3		
	②患儿病情、身体状况、药物过敏史	3		
	③心理状态及配合程度	2		
	④穿刺部位皮肤、血管情况	3		
	护士：着装整齐，洗手，戴口罩	2		
	物品：准备齐全，放置合理	3		
	环境：清洁、安全、光线充足，符合无菌技术操作	2		
	体位：舒适体位，注意保暖	2		

项目	技术操作要求	分值	扣分及原因	实际得分
操作流程质量标准60分	首次穿刺输液： 　　处置医嘱（转抄、核对） 　　遵医嘱正确配制药液 　　携用物到床旁，核对患儿信息，解释 　　输液器排气符合要求 　　检查套管针，连接套管针、排气符合要求 　　与患儿沟通，扎止血带 　　选择穿刺静脉 　　消毒皮肤方法正确，待干 　　再次核对，检查有无气泡 　　留置针进针符合要求 　　"三松"（止血带、调节器、拳） 　　贴透明敷贴规范，固定符合要求 　　注明留置时间、责任者 　　遵医嘱调滴数（15 s） 　　再次核对 　　取舒适体位，整理床单元，交代注意事项 　　正确处理用物，消毒双手，记录 输液结束： 　　推注肝素封管液 10 U/mL，4 ~ 5 mL，封管方法正确	2 5 3 3 3 2 2 4 3 6 2 5 3 3 2 4 3 5		
终末质量标准20分	严格执行核对制度，无菌技术操作 操作熟练、规范，一针见血 敷贴固定美观、暴露穿刺部位 输液滴数符合医嘱、病情 正确封管 与患儿及家长沟通效果好，患儿及家长知晓注意事项	5 4 3 3 2 3		
合计		100		

静脉留置针输液技术

第五节　婴幼儿股静脉穿刺采血技术

　　股静脉的位置比较固定，是针对一岁以内患儿及外周浅静脉穿刺困难患儿采取的一项常用采血之处。

目　的

自股静脉抽取血液并注入规定试管待检验，为判断患儿病情进展及治疗疾病、健康评估提供参考依据。

护理评估

（1）检查项目、采血量、所需采血管类型。

（2）患儿月龄、病情、意识状态，有无出血倾向，治疗情况，双下肢活动能力。

（3）患儿饮水、进食情况，在患儿排大小便后采血，尿布包裹会阴部，防止采血中粪便污染。

（4）评估患儿腹股沟局部皮肤情况，有无破溃、糜烂，有无大小便污染。

操作前准备

（1）护士准备：衣帽整洁，洗手，戴口罩。

（2）患儿准备：向家长解释采血目的、方法、过程及临床意义，注意事项，配合要求。

（3）用物准备：①治疗车上层准备治疗盘内用物（安尔碘、弯盘、无菌棉签、无菌棉球、无菌手套），5 ～ 10mL一次性注射器，头皮针或一次性采血针，真空采血管，试管架子上放标本容器（抗凝管、干燥管、血培养瓶），静脉采血医嘱单及检验条形码，软枕，快速手消毒液；②治疗车下层准备锐器盒、污物分类桶。

（4）环境准备：清洁、安全，室温18 ～ 22℃，光线充足明亮，符合无菌技术操作要求；拉床帘，保护患儿隐私。

操作流程及操作要点

选择容器 贴条形码	● 根据检验目的选择适当容器，在容器瓶上贴检验条形码 ● 根据不同的检验目的，计算采血量
携用物至床边	（略）
核对	● 操作前核对，核对患儿床头卡、腕带信息、住院号、检验单、检验项目、标本条形码及标本容器
取合适体位	● 患儿取仰卧位，固定大腿呈蛙状，垫高臀部 ● 助手站在患儿头端，双肘及前臂约束患儿躯干及上肢，双手固定患儿双腿，操作者站在患儿足端

股动脉定位	◆ 髋部外展 45°并屈膝 90°呈蛙形,垫高穿刺侧臀部 ◆ 以尿布包裹好会阴部,防止排尿时污染穿刺点 ◆ 用股三角区扪及股动脉搏动定位股动脉,或用髂前上棘和耻骨结节连线中点的方法定位股动脉 ◆ 股静脉在股动脉搏动最明显点内侧 0.5 cm 处
消毒	◆ 戴手套,常规消毒皮肤 ◆ 消毒操作者左手食指、中指,以穿刺点为中心螺旋式由内向外用安尔碘棉签消毒两遍,乙醇消毒一次,消毒范围大于 5 cm × 5 cm
再次核对	◆ 核对患儿信息和采血信息
连接注射器	◆ 检查注射器,将注射器乳头与针栓旋紧,根据采血量选用 5 ~ 10mL 注射器
股静脉定位	◆ 左手食指扪及股动脉搏动最明显处内侧 0.5 cm 处并固定好
穿刺采血	◆ 手持注射器,使针尖与皮肤成直角或 45°角,在股动脉搏动最明显处内侧 0.5 cm 处刺入,然后逐渐提针,边提针边抽吸,见抽出暗红色血,立即停止提针并加以固定。根据需要采集适量血标本 ◆ 如未见回血,继续刺入或缓慢边退边回抽直至见血 ◆ 如抽出鲜红色血液,提示误入股动脉,应立即拔针,局部加压按压 ◆ 皮下脂肪薄者,进针长度为针长的 1/2 ~ 2/3;皮下脂肪厚者,进针 3/4
拔针 按压	◆ 抽血完毕,迅速拔针,无菌棉球或棉签按压穿刺点局部 5 ~ 10min,防止出血及皮下血肿 ◆ 注意按压力度,观察下肢皮肤颜色
注入标本容器	◆ 不同类型的标本,先将血液注入血培养瓶,再注入抗凝管,最后注入干燥试管 ◆ 标本在使用抗生素前采集,如已使用应注明使用时间
再次核对	◆ 操作后核对患儿信息及采血信息
取舒适卧位	◆ 脱手套,撤除床上软枕,整理床单元,告知患儿家长患儿可以进食及观察肢体活动情况,防止大小便污染穿刺点

标本送检	♦ 将血标本及检验申请单用密封袋包装，送至相应化验室 ♦ 记录采血时间 ♦ 避免运输过程中发生血标本倾倒及试管碎裂

评 价

（1）准确执行无菌技术操作和核对制度。

（2）操作规范，动作熟练、轻巧。

（3）与家长沟通良好，配合操作。

注意事项

（1）患儿有出血倾向时，不宜采用此方法，若必须通过股静脉穿刺采血，应延长加压止血时间。

（2）实施股静脉穿刺前，须用尿布包裹好患儿会阴部，防止患儿哭闹尿液污染穿刺部位。

（3）穿刺中注意观察患儿一般情况，若穿刺失败，不宜在同一血管处反复穿刺，以免局部形成血肿。

（4）穿刺时，针头不要刺入太深，以免损伤髋关节或腹腔组织。

（5）如回血呈鲜红色，提示误入股动脉，应立即拔针，局部加压按压至少10min。

（6）同时采集不同种类血标本时，应先采集血培养标本，再采集促凝标本，最后采集抗凝标本。

（7）标本采集后尽快送检，避免过度振荡。

知识拓展

（一）穿刺点定位

（1）触摸法：触摸法是股静脉穿刺点定位的首选方法，也是临床最常用、最可靠、穿刺成功率最高的方法，较胖或病情危重患儿因股动脉触摸不清不宜使用。

（2）垂线法：以脐窝为中心向耻骨联合上缘与髂前上棘的连线作垂线，与腹股沟交叉点即为穿刺点。肥胖儿、哭闹较剧烈及各种原因所致循环不良，使股动脉难以摸清者，可采用此方法。

（3）目测法：患儿仰卧，大腿外展，小腿屈曲，在大腿内侧肉眼即可看到一个三角区，此三角区由缝匠肌与长收肌形成，在此三角区下角顶点向内2/3处即为进针处。或将新生儿的下肢呈屈髋、屈膝、外展、外旋位，在腹股沟处见一食指腹大小的凹处，即为股静脉的穿刺点，目测法适用于新生儿，此法为临床经验，不作为首选方法。

（4）连线法：在髂前上棘与耻骨结节之间画一连线，股动脉走向与该线的中点相交，股静脉在其内侧。

（二）进针角度

（1）垂直进针法：右手持注射器垂直刺入穿刺点，然后逐渐向上提针，并同时抽吸，见有回血时停止提针。此法适用于触摸法、垂线法、目测法等。

- 优点：定位准确、命中率高、损伤面小。
- 缺点：针头进入血管部分短，仅针头的斜面在血管内，活动范围小，不易固定，抽吸时易滑出血管，导致穿刺失败。

（2）斜角进针法：右手持注射器沿股静脉的体表投影方向斜行进针，由浅入深，见回血时抽取所需血量。此法适用于连线法。

- 优点：针沿着股静脉走向由浅入深进针，进入皮下及血管内针的长度较多，活动范围大，易于固定，抽吸时不易滑出。
- 缺点：损伤面较垂直进针法大。

操作评分标准

婴幼儿股静脉穿刺采血技术评分标准

项目	技术操作要求	分值	扣分及原因	实际得分
准备质量标准20分	评估：①患儿月龄、病情、意识状态，有无出血倾向，治疗情况，双下肢活动能力	5		
	②患儿腹股沟局部皮肤情况，有无破溃、糜烂，有无大小便污染	5		
	护士：着装整齐，洗手，戴口罩	3		
	物品：备齐用物，放置合理	3		
	体位：取仰卧位，下肢屈曲外展	2		
	环境：安全、整洁、舒适	2		
操作流程质量标准60分	核对医嘱、检验项目、容器及标签	3		
	向家长解释采血的目的、量及配合方法	2		
	患儿取仰卧位，固定大腿呈蛙状，垫高臀部	4		
	尿布包裹好会阴	2		
	股动脉定位正确	4		
	再次核对患儿、检验项目，采血容器信息	3		
	戴手套、消毒皮肤，术者未戴手套应消毒手指	4		
	左手固定穿刺点皮肤，右手以执笔式持注射器使针尖与皮肤成直角或45°角，在股动脉搏动最明显点内侧0.5cm处刺入	5		

续表

项目	技术操作要求	分值	扣分及原因	实际得分
操作流程质量标准 60分	穿刺"一针见血"	5		
	见回血后固定注射器,抽取所需的血量	5		
	无菌棉球或棉签按压穿刺点局部 5 ～ 10min	4		
	血液注入标本容器方法正确	3		
	采血量正确,多管采血方法正确	3		
	指导家长正确按压穿刺部位	3		
	脱手套	2		
	正确处理血标本	2		
	再次核对执行签字	2		
	协助患儿取舒适体位	2		
	物品用后处理正确并洗手	2		
终末质量标准 20分	操作正确,动作熟练、轻巧	5		
	严格执行无菌技术操作和核对制度	5		
	检验项目、采集方法及送检正确	5		
	与家长沟通有效,能配合操作	5		
合计		100		

婴幼儿股静脉穿刺采血技术

第六节　小儿头皮静脉输液技术

小儿头皮静脉丰富,浅表易见,不滑动易固定。小儿头皮静脉输液技术便于保暖,体位舒适,不影响小儿活动,也不影响其他诊疗和护理工作,适于新生儿和婴幼儿输液。

目　的

常用于小儿补充液体、营养,维持体内电解质平衡,输入药液治疗疾病。

护理评估

（1）患儿的一般情况：年龄、病情、意识状况、心肺功能、药物性质、过敏史、不良反应史、配合程度。

（2）穿刺点皮肤情况、清洁度及血管的状况。

操作前准备

（1）护士准备：衣帽整洁，洗手，戴口罩。

（2）患儿准备：向家长解释静脉输液的目的及过程，取得配合，患儿取仰卧或侧卧。查看大小便，必要时更换尿布，根据需要剃去局部头发。

（3）用物准备：按医嘱备药。①治疗车上层准备治疗盘内用物（安尔碘、75%乙醇、消毒砂轮、无菌棉签、瓶口贴、输液器、头皮针、注射器、胶带、输液贴），快速手消毒液；②治疗车下层准备锐器盒、污物分类桶。根据需要准备备皮用具、输液架。

（4）环境准备：清洁、安全、光线充足、符合无菌技术操作。

操作流程及操作要点

核对医嘱	♦ 核对输液单与医嘱，按无菌技术操作原则配制药液 ♦ 检查药物有无变色、浑浊、沉淀，瓶身有无破损 ♦ 根据病情及药物性质，安排输液顺序，配药时"三查八对"，注意配伍禁忌
携用物至床边	♦ 核对患儿信息，解释，安抚患儿，消除其恐惧感
核对药液	♦ 操作前核对医嘱、输液单和患儿信息，将药液挂在输液架上 ♦ 排尽输液器内空气
取合适体位	♦ 根据患儿情况，请其他护士或家长协助固定患儿，患儿仰卧或侧卧，头垫小枕头，助手站在患儿足端，以两臂约束患儿身体，两手固定患儿头部，根据需要摆好体位，视需要约束患儿
选择穿刺部位消毒待干	♦ 选择粗直、弹性好、不易滑动的静脉，如需长期静脉给药，应合理使用静脉，螺旋式由内向外消毒，直径大于5cm，待干 ♦ 准备输液贴、胶带
再次核对排气	♦ 核对患儿信息及治疗信息 ♦ 进行二次排气

静脉穿刺	⬥ 以左手拇指、食指分别固定静脉两端皮肤，右手持针，在距静脉最清晰点向后0.3cm处，针头与皮肤成15°~20°角刺入皮肤，然后放平头皮针，沿静脉向心方向缓慢进针 ⬥ 当针头刺入静脉时阻力减小，有落空感同时回血，再进针少许。血管细小或充盈不全时，常无回血，可挤捏头皮针后连接管，有回血，确认针头在血管内
固定	⬥ 用敷贴固定针头，并将输液管用胶带妥善固定。对不配合治疗或出汗较多患儿，可用环绕头皮固定法
调节滴速	⬥ 遵医嘱或根据患儿年龄、病情、药液性质等调节输液速度，观察输液后反应
核对	⬥ 再次核对患儿及药物的信息，协助患儿取舒适卧位并向家长交代注意事项（不要自行调节输液速度；不要用手触碰头皮针位置或用物遮盖穿刺部位；尽量安抚患儿，避免患儿长时间哭闹）
整理记录	⬥ 整理用物 ⬥ 洗手，记录

评　价

（1）沟通告知到位，家长了解操作目的，配合治疗，护患沟通有效。

（2）护士操作规范，无菌观念强，核对制度落实到位。

（3）患儿未出现输液反应，穿刺部位无疼痛、肿胀。

⚠ 注意事项

（1）严格执行核对制度和无菌技术操作原则，注意药物配伍禁忌。

（2）临床上常选择额上静脉、颞浅静脉、耳后静脉等，但需注意鉴别头皮静脉与动脉。

（3）穿刺中注意观察患儿的面色和一般情况。

（4）头皮针和输液管固定应牢固，防止头皮针移动脱落。

（5）根据患儿年龄、病情、药物性质、医嘱调节滴数。

（6）密切观察输液是否通畅，局部是否肿胀，针头有无移动和脱出。

（7）禁止使用头皮静脉输注发疱剂及强刺激性药物。

⟨···⟩ **知识拓展**

常见并发症及防范措施。

（一）静脉渗漏与静脉外渗

静脉渗漏指由于各种原因使非腐蚀性药物渗漏到静脉周围组织。静脉外渗指腐蚀性药物渗漏到静脉周围组织。静脉渗漏和静脉外渗会发生在所有类型的外周和中心静脉导管，应以预防为主。

（二）预防

早期发现渗漏或外渗是关键，可以限制药物进入周围组织的量，并降低潜在的周围组织伤害。因此，注射时应提高一次穿刺成功率，减少对血管内膜的损伤；评估患儿输液外渗的风险因素；牢固固定头皮针和输液管，以免针头移动脱出。注射过程中护理人员严密监测患儿输液情况，并鼓励患儿和家长说出任何穿刺处、周围部位或整个静脉导管通路的疼痛感、烧灼感或针刺感。

（三）处理

总的处理原则为停止输液，尽量回抽药物后拔针，评估并通知医师，使用冷敷或热敷、局部封闭或解毒剂，并跟踪、评估及记录。护理人员应监测与渗漏、外渗相关的临床转归，评估患处是否有其他并发症，包括神经损伤，并记录。

♀ **操作评分标准**

小儿头皮静脉输液技术操作评分标准

项目	技术操作要求		分值	扣分及原因	实际得分
准备质量标准20分	评估：	①小儿头皮输液目的、药物作用	3		
		②患儿病情、身体状况、药物过敏史	2		
		③心理状态及配合程度	2		
		④穿刺部位皮肤、血管情况	3		
	护士：着装整齐，洗手，戴口罩		3		
	物品：准备齐全，放置合理		3		
	环境：清洁、安全、光线充足，符合无菌技术操作		2		
	体位：平卧位或侧卧位，注意保暖		2		

续表

项目	技术操作要求	分值	扣分及原因	实际得分
操作流程质量标准60分	处置医嘱（转抄、核对）	2		
	检查药物质量，"三查八对"，贴标签符合要求	3		
	配制药液正确	5		
	检查输液器，插入液体	2		
	核对床尾卡及手腕带（床号、姓名），解释	3		
	输液器排气符合要求	3		
	与患儿或家长沟通，摆好体位，视需要约束患儿	4		
	选择穿刺静脉，必要时剃去局部头发	5		
	消毒皮肤（直径＞5 cm），待干，准备输液贴、胶带	5		
	再次排气，检查有无气泡，核对患儿信息、治疗信息	5		
	穿刺	5		
	确认穿刺成功，打开调节器	5		
	固定符合要求	3		
	调滴数	2		
	再次核对手腕带，取舒适体位	3		
	交代注意事项	3		
	消毒双手，记录内容准确	2		
终末质量标准20分	严格执行核对制度，无菌技术操作	5		
	操作熟练、规范，一针见血	5		
	输液滴数符合医嘱、病情	5		
	与家长沟通效果好，家长知晓注意事项	5		
合计		100		

小儿头皮静脉输液技术

第七节　密闭式静脉输血技术

　　静脉输血是将全血或成分血（血浆、红细胞、白细胞或血小板等）通过静脉输入体内的方法。输血是急救和治疗疾病的重要措施之一，在临床上广泛应用。

　　近年来，输血理论与技术发展迅速，无论是在血液的保存与管理、血液成分的分离，还是

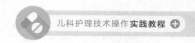

在献血员的检测及输血器材的改进等方面，都取得了明显的进步，为临床安全、有效、节约用血提供了保障。

目 的

（1）补充血容量。
（2）纠正贫血。
（3）补充血浆蛋白。
（4）补充各种凝血因子和血小板。
（5）补充抗体、补体等血液成分。
（6）排除有害物质。

护理评估

（1）患儿体温、年龄、病情、心肺功能、输血目的。
（2）意识状态、自理能力、配合程度。
（3）评估选用的血管通道器材及局部皮肤、血管情况。
（4）血型、交叉配血试验结果、过敏史、输血史及是否发生过输血反应。

操作前准备

（1）护士准备：衣帽整洁，洗手，戴口罩。
（2）患儿准备：向家长解释静脉输血的目的及过程，取得配合，患儿取仰卧或侧卧。查看大小便，必要时更换尿布，根据需要剃去局部头发。
（3）用物准备：①治疗车上层准备交叉配血结果、同型血制品、安尔碘、75％乙醇、无菌棉签、一次性输血器、0.9％生理盐水50mL、胶带、输液贴、止血带、快速手消毒液；②治疗车下层准备锐器盒、污物分类桶。根据需要准备备皮用具、输液架。
（4）环境准备：温暖、安全、整洁、宽敞、明亮。

操作流程及操作要点

核对	♦ 两名护理人员持患儿病历、输血记录单及血袋，按输血核对制度共同核对患儿信息 ♦ 核对者、执行者签全名
排气	♦ 在治疗室，将输血器按密闭式静脉输液法使用生理盐水排气

| 携用物至床旁 | ◗ 核对医嘱及患儿信息，向患儿及家长解释，取得配合，协助患儿取安全、舒适卧位，视需要约束患儿 |

| 穿刺或连接 | ◗ 用静脉输液法进行穿刺或连接至已有的血管通路器材，输入生理盐水 30 ~ 50mL |

| 输血 | ◗ 双人再次核对无误后，轻轻摇匀血袋内血液，常规消毒血袋开口处胶管，将输血器针头插入胶管内，为患儿进行输血，输血过程中应先慢后快，观察 15min，无不良反应，根据医嘱或患儿年龄、病情、所输血液种类等调节滴速
◗ 整理床单元，协助患儿取舒适卧位 |

| 核对 巡视 | ◗ 再次按输血核对制度进行核对
◗ 向患儿家长交代输血注意事项
◗ 加强巡视，密切观察患儿情况，观察有无输血反应 |

| 输血结束 | ◗ 血液输注完毕，继续滴入少量生理盐水，力求将输血管内的血液全部输完（特殊要求输血器除外）
◗ 输血结束，如不再输其他液体，则可拔出针头，用无菌棉签按压局部针孔；使用留置针或经外周置入中心静脉导管（PICC）者，须再进行冲、封管 |

| 处置用物 | ◗ 用物按消毒隔离原则处置
◗ 空血袋低温保存 24h 后送输血科集中处理
◗ 交叉配血报告单贴在病历中 |

| 洗手 记录 | ◗ 在记录单上记录开始输血的时间、结束时间、患儿的生命体征，签全名 |

评 价

（1）严格执行核对制度，符合无菌技术、安全输血原则。

（2）与患儿家长沟通交流语言文明、态度和蔼。

（3）护士操作过程规范、准确，输血通畅，无血液浪费现象。

（4）观察、处理故障及时、正确。

（5）患儿未发生输血反应和输血并发症。

⚠ **注意事项**

（1）在进行血型鉴定和交叉配血时应分别采集血标本。

（2）在采集血标本配血时，应双人核对输血申请单。禁止同时为两名患儿采集血标本，以避免发生差错。

（3）在输血过程中注意认真做好无菌技术操作及核对。核对应包括操作前、操作中、操作后核对。核对内容包括门急诊或病室、患儿姓名、性别、年龄、床号、住院号、血袋号（储血号）、血型、交叉配血试验结果、血液种类及血量，同时检查血液有效期、血液质量、输血装置是否完好。

（4）取血及输血前均需要双人核对。

（5）血液自血库取出后不可剧烈振荡，以免红细胞破坏引起溶血。

（6）库存血不能加温，以免血浆蛋白凝固变性引起不良反应，输注前在室温下放置15 ~ 20min后再输入。

（7）全血、成分血和其他血制品应从血库取出后30min内进行输注，浓缩红细胞出库后应在4h内输完。

（8）输血用静脉穿刺针最好选用20G以上的留置针或9号以上的钢针针头，以利于红细胞通过，避免红细胞破坏。

（9）输血前后及输入两袋血液之间需要滴入生理盐水冲洗输血器。

（10）输血时应先慢后快，开始时滴速不超过20滴/分；观察15min左右，若患儿未出现不良反应，可根据患儿年龄及病情调节滴速。并告知患儿及家长勿擅自调节滴速。

（11）输入的血液中不可加入其他药品、高渗或低渗液体，以防血液凝集或溶血。

（12）输血期间应严密巡视，观察患儿有无输血反应，询问患儿有无不适。一旦出现输血反应，立即停止输血，更换输血器，用生理盐水维持静脉通道，通知医生，做好抢救准备。同时保留余血、送检、记录。

（13）输血结束后血袋保留24h，以备患儿发生输血反应时检查并分析原因。

↔ **知识拓展**

（一）确认血液质量良好的注意事项

血液在有效期内；血袋完整无破损或裂缝，如为全血，血液分为界限清楚的两层，上层为淡黄色血浆，下层为暗红色红细胞；血液无变色、浑浊、血凝块、气泡和其他物质。

（二）不同血制品的输注速度

（1）输入全血或红细胞：开始输入速度宜慢，观察10 ~ 15min，无不良反应，再根据患儿情况调节滴速，成人一般40 ~ 60滴/分，儿童酌减。若大出血，需迅速补充血容量时，可遵医嘱调节滴速。

（2）新鲜冰冻血浆和冷沉淀：融化后尽快输注，以患儿可以耐受的较快速度输注。一般

200 mL血浆在 20 min内输完，或冷沉淀在 10 min内输完。

（3）白蛋白：宜在 1 h内输完。

（4）纯化凝血因子Ⅷ：快速输注，但最大速率不得超过 6 mL/min，输注过程中检测患儿脉搏。

（5）血小板：以患儿可耐受的较快速度输注。每袋血小板在 20 min内输注完毕。

（6）粒细胞：缓慢输注（不得使用白细胞过滤器），在 12 h内滴完。

操作评分标准

密闭式静脉输血技术操作评分标准

项目	技术操作要求	分值	扣分及原因	实际得分
准备质量标准20分	评估：①患儿体温、年龄、病情、心肺功能、输血目的	3		
	②意识状态、自理能力、配合程度	2		
	③评估选用的血管通道器材及局部皮肤、血管情况	2		
	④血型、交叉配血试验结果、过敏史、输血史及是否发生过输血反应	3		
	护士：着装整齐，洗手，戴口罩	3		
	物品：准备齐全，放置合理	3		
	环境：清洁、安全、光线充足，符合无菌技术操作	2		
	体位：平卧位或侧卧位，注意保暖	2		
操作流程质量标准60分	处置医嘱、双人核对并签名	3		
	手消	2		
	检查输血器，插入液体并排气	2		
	核对床尾卡及手腕带（床号、姓名）	2		
	与患儿或家长沟通，摆好体位，视需要约束患儿	2		
	同静脉输液法进行穿刺或连接至已有的血管通路器材，输入生理盐水 30 ~ 50 mL	5		
	双人再次核对，轻摇血袋，连接输血器与血袋方法正确，打开输血调节器开始输血	5		
	输血应先慢后快，观察 15 min	5		
	调滴数	5		
	再次按输血核对制度进行核对	5		
	取舒适体位、向患儿家长交代输血注意事项	5		
	加强巡视，密切观察患儿病情变化及有无输血反应	3		
	血液输注完毕，继续滴入少量生理盐水冲洗输血器	5		
	输血结束，拔出针头并正确按压；使用留置针或PICC者，须再进行冲、封管	4		
	正确处置用物及空血袋	4		
	消毒双手，记录内容准确	3		

续表

项目	技术操作要求	分值	扣分及原因	实际得分
终末质量标准20分	严格执行核对制度，无菌技术操作 操作熟练、规范 输血滴数符合医嘱、病情 无不良反应及并发症 与家长沟通效果好，家长知晓注意事项	5 5 4 3 3		
合计		100		

密闭式静脉输血技术

第八节　真空负压静脉采血技术

真空负压静脉采血技术是利用采血管的负压，通过采血针抽取一定量的静脉血标本的方法。

目　的

用于进行相关检查，协助疾病诊断，了解疾病治疗的效果，并指导下一步的治疗。

护理评估

（1）检查项目、采血量、所需采血管类型。

（2）患儿的一般情况：年龄、病情（有无血液传染病）、治疗情况、饮水、进食、运动、静脉充盈及管壁弹性，采血部位皮肤有无水肿、结节、瘢痕、硬结、炎症、伤口，有无肢体输液、输血，有无晕针、晕血史。

（3）患儿的认知反应：意识状况、心理状况、肢体活动能力及合作程度。

操作前准备

（1）护士准备：衣帽整洁，洗手，戴口罩。

（2）患儿准备：向患儿及家长解释采血目的、方法、临床意义、注意事项、取得配合。

（3）用物准备：①治疗车上层准备止血带、安尔碘、手垫、快速手消毒液、无菌棉签、无菌手套、一次性采血针、真空采血管、试管架子上放标本容器（抗凝管、干燥管）、静脉采血医嘱单及检验条形码；②治疗车下层准备锐器盒、污物分类桶。必要时备 75% 乙醇。

（4）环境准备：清洁、安静、温度适宜，光线充足，符合无菌技术操作的基本要求。

操作流程及操作要点

选择容器 贴条形码	♦根据检验目的选择适当容器，在容器瓶上贴检验条形码 ♦根据不同的检验目的，计算采血量
携用物至床边	（略）
核对	♦操作前核对，核对患儿床头卡、腕带信息、住院号、检验单、检验项目、标本条形码及标本容器 ♦解释采血的目的、采血量及配合方法
取合适体位	♦协助患儿取合适体位 ♦根据评估选择合适的静脉，使静脉充盈，一般选肘部浅静脉为采血点
消毒	♦在穿刺部位上方6cm处扎止血带，使用止血带后做松紧拳头动作 ♦垫手垫，常规消毒皮肤（须询问患儿有无碘过敏史，有碘过敏史须用75%乙醇消毒） ♦消毒双手，戴手套
再次核对	♦核对患儿信息和采血信息
穿刺采血	♦根据不同类型检验标本采集血量
注入标本容器	♦采集血培养标本进行常规瓶塞消毒，将采血针头另一端注入瓶内，勿混入消毒剂，利用瓶内负压采集血量 ♦全血标本将抗凝试管轻轻摇匀8~10次，勿将泡沫注入，防止血液凝固 ♦血清标本注入干燥试管，避免振荡，以防溶血 ♦不同类型的标本先将血液注入血培养瓶，再注入抗凝管，最后注入干燥试管
拔针 按压	♦松止血带，拔出穿刺针头、按压；再拔插入标本容器针头（后针头）
再次核对	♦操作后核对
取舒适卧位	♦撤除床上一次性垫巾、止血带，整理床单元，告知家长患儿进食及活动注意事项
标本送检	♦将血标本及检验申请单用密封袋包装，送至相应化验室 ♦记录采血时间 ♦避免运输过程中发生血标本倾倒及试管碎裂

评 价

（1）准确执行无菌技术和核对制度。

（2）操作规范，动作熟练、轻巧。

（3）告知到位，患儿及家长了解操作目的，配合治疗，护患沟通有效。

（4）采血部位有无疼痛、肿胀、压痛、皮下瘀斑情况。

注意事项

（1）抽血前认真核对患儿及化验单，多备 1 ~ 2 个试管。

（2）向真空试管中插入针头时，尽量斜插以减少血液流至试管壁的距离；摇晃血液时应注意上下颠倒混匀抗凝管，动作轻缓，避免强力振动引起溶血。

（3）发生晕针、晕血，立即停止操作，取平卧位，监控血压和脉搏，补充液体饮料。

（4）更换试管不要用力过猛，以免将采血针拔出血管；反折采血针软管后再将针头插入下一个试管。

（5）止血带扎紧时间不超过 1min，穿刺中一旦出现血肿，立即拔出针头，按压局部，另选血管重新穿刺。

（6）严禁在输液、输血的针头或导管处抽血标本，在静脉输液、输血的对侧肢体采血。

知识拓展

真空采血管使用指南

标志	临床用途	制备标本类型	采血要求	全血混匀/次	添加剂	采血量/mL
红头管	肝功、肾功、血糖、血脂、心肌酶、肌红肌钙、电解质、抗O、类风湿、内分泌、肿瘤标志物、胰岛素、C肽等	血清	空腹	无	有（促凝剂）	3
	血HCG、免疫、降钙素、过敏原、传染病检测、免疫功能五项、感染四项等		随机血			
蓝头管	凝血	血浆	随机血	5 ~ 8	枸橼酸钠（1:9）	2 ~ 3
黑头管	血沉（ESR）	全血	空腹	5 ~ 8	枸橼酸钠（1:4）	1 ~ 2
紫头管	血常规、血型、超敏、G6PD、糖化、BNP、血氨	全血	随机血	5 ~ 8	EDTA ~ K2	2
灰头管	糖耐量、血糖	血浆	空腹（糖耐量根据时间而定）	5 ~ 8	氟化钠 EDTA ~ K2	2
绿头管	Γ－干扰素	血浆	随机血	5 ~ 8	肝素锂	4

操作评分标准

真空负压静脉采血技术操作评分标准

项目	技术操作要求	分值	扣分及原因	实际得分
准备质量标准20分	评估：①患儿的饮水、进食、运动	3		
	②患儿病情（有无血液传染性）、治疗情况、穿刺部位的皮肤、血管情况	3		
	③患儿肢体活动能力、有无肢体输液、输血	2		
	④患儿对静脉采血的心理反应、合作程度、有无晕针、晕血	2		
	护士：着装整齐，洗手，戴口罩	3		
	物品：备齐用物，放置合理	3		
	体位：取平卧位	2		
	环境：安全、整洁、舒适	2		
操作流程质量标准60分	核对医嘱、检验项目、采血管及标签	4		
	向患儿及家长解释采血的目的、量及配合方法	5		
	选择合适的采血部位	4		
	扎止血带、消毒皮肤方法正确	4		
	再次核对检验项目、采血管、患儿姓名、床号	5		
	穿刺"一针见血"	5		
	见回血后固定针柄	4		
	双向采血针插入试管方法正确	5		
	采血量正确，多管采血方法正确	5		
	松止血带及拔针时机正确	5		
	指导家长正确按压穿刺部位	3		
	正确处理血标本	3		
	再次核对执行签字	3		
	协助患儿取舒适体位，整理床单元	2		
	正确处置用物，消毒双手	3		
终末质量标准20分	操作正确，动作熟练、轻巧	5		
	严格执行无菌技术操作和核对制度	5		
	检验项目、采集方法及送检正确	5		
	与患儿及家长沟通有效，患儿感到安全，能配合操作	5		
合计		100		

真空负压静脉采血技术

第九节　生命体征测量技术

生命体征是体温、脉搏、呼吸、血压的总称。生命体征受大脑皮质控制，是机体内在活动的一种客观反映，是衡量机体身心状况的可靠指标。

◎ 目　的

（1）判断患儿的体温、脉搏、呼吸、血压有无异常。

（2）动态监测体温、脉搏、呼吸、血压的变化。

（3）协助诊断，为治疗、康复、护理提供依据。

▤ 护理评估

（1）患儿年龄、病情、意识、体位、治疗情况、合作程度，是否运动、进食、冷热饮。

（2）测量部位有无创伤、手术、炎症和皮肤状况。

（3）体温计有无破损，刻度是否在35℃以下。

（4）血压计的精确性。

✎ 操作前准备

（1）护士准备：按要求着装、洗手、戴口罩。

（2）患儿准备：体位舒适（坐位或卧位）。

（3）物品准备：①治疗车上层准备治疗盘（体温计、75％乙醇纱布2块、干纱布2块、弯盘、听诊器、液状石蜡棉球）、卫生纸、已校对过的血压计、秒表、记录单、笔、快速手消毒液，必要时备心电监护仪；②治疗车下层准备污物分类桶。

（4）环境准备：安静、安全、温湿度适宜、光线充足。

⑤ 操作流程及操作要点

携用物到床旁	♦ 核对患儿信息
	♦ 解释操作目的、方法、过程
	♦ 患儿体位：体位舒适（坐位或卧位）

测体温	● 根据病情及患儿年龄选择测量体温的方法 ①腋下测量：解开衣袖，用纱布或卫生纸擦干一侧腋下；将体温计水银端放于腋窝深处，紧贴皮肤；屈臂过胸，夹紧体温计，5～10min取出体温计 ②直肠测量：暴露肛门；润滑肛表；将体温计水银端轻轻插入肛门固定（婴儿约1.25cm，幼儿约2.5cm），3min后取出，擦净肛门 ● 擦净体温计，读取数据，体温计甩至35℃以下
测脉搏	● 测脉搏用食指、中指、无名指的指腹按于小儿桡动脉处，计数脉搏频次，时间30s
测呼吸	● 测呼吸时，保持测量脉搏姿势不动，观察小儿胸部、腹部起伏，计数呼吸频次，时间30s
测血压	● 测血压协助小儿露出手臂并伸直，掌心向上；排尽袖带内空气，袖带缠于上臂，下缘距肘窝2～3cm，松紧以放进一指为宜 ● 使用台式血压计测量时，使水银柱"0"点与肱动脉、心脏处于同一水平 ● 戴听诊器，将听诊器胸件放在动脉搏动最强处固定，充气至动脉搏动音消失，再加压使压力升高2.66～3.99kPa（20～30mmHg），缓慢放气，测得血压数值并记录 ● 也可用心电监护仪测定 ● 整理血压计，排尽袖带内空气，卷平后放入血压计盒内，右倾45°关闭水银槽开关，关闭血压计盒盖
整理	● 协助患儿取舒适体位，整理床单元 ● 手消，记录，告知家长所测生命体征数值
终末处理	● 及时报告异常结果 ● 测量生命体征工具的终末处理 ①体温计用含氯消毒液浸泡30min，清水冲洗擦干备用 ②血压计表面用75%乙醇纱布擦拭，晾干备用 ③听诊器用75%乙醇纱布擦拭，晾干备用

📝 评　价

（1）操作熟练，方法正确，测量准确，患儿舒适。
（2）注意用物使用安全。

（3）正确处理用物。

（4）关心体贴患儿，与患儿及家长沟通语言文明，态度和蔼。

注意事项

（一）测量体温

（1）测量体温前，应清点体温计数量，并检查体温计是否完好，水银柱是否在35℃以下。

（2）直肠或肛门手术、腹泻者不宜测量肛温。

（3）婴幼儿、昏迷、口腔疾患、口鼻手术、张口呼吸者不宜采用口腔测温。

（4）传染病患儿应专人专用，单独消毒。

（5）腋下有创伤、手术、炎症，腋下出汗较多者，肩关节受伤或消瘦夹不紧体温计者不宜测量腋温。

（6）避免影响体温测量的各种因素，如运动、进食、冷热饮、冷热敷、洗澡、灌肠等，若有上述情况应休息30min后再测量。

（7）甩体温计时腕部用力，避免触及他物，以防撞碎；切忌把体温计放在热水中清洗或沸水中煮，以免爆裂。

（8）用水银体温计测体温时，若患儿不慎咬破体温计，首先应及时清除玻璃碎屑，再口服蛋清或牛奶，若病情允许，可服用粗纤维食物，加速汞的排出。

（二）测量脉搏

（1）勿用拇指诊脉，因拇指小动脉的搏动较强，易与患儿的脉搏相混淆。

（2）测量脉搏前，如患儿有剧烈运动、紧张、恐惧、哭闹等，应安静休息30min后再测。

（3）测量脉率时应同时注意节律、强弱等情况。脉搏细弱难以触诊时，应测心尖搏动1min。

（三）测量血压

（1）测量血压前，应检查血压计及听诊器是否符合要求。

（2）测量血压前，如患儿有运动、情绪激动、进食等，应安静休息30min后再测。

（3）对需密切观察血压者，应做到"四定"，即定时间、定部位、定体位、定血压计。

（4）发现血压听不清或异常，应重测。重测时，待水银柱降至"0"点，让患儿休息2～3min再测量，必要时，作双侧对照。

（5）充气不可过猛、过高，放气不可过快、过慢，以免读值误差。

（四）测量呼吸

（1）测量呼吸前，如有剧烈运动、情绪激动等，应休息30min后再测。

（2）呼吸受意识控制，因此测量呼吸前不必解释，在测量过程中不使患儿察觉，以免紧张。

知识拓展

目前，除经典的玻璃体温计外，常见的还有电子数字显示体温计、贴纸体温计、奶嘴体温计、耳温枪、一次性体温计等。耳温枪携带方便，测温准确，能够反映人体真实的体温变化，而且比水银体温计安全，应用越来越广泛。

用耳温枪测量体温时，需注意以下两点：

（1）尽量在同一侧耳朵测量，以减小误差。

（2）测量前，询问或查看小儿有无耳部疾患，耳道内有无分泌物阻塞。如有分泌物阻塞，应先去除后再测量，否则影响测量结果。

操作评分标准

生命体征测量技术操作评分标准

项目	技术操作要求	分值	扣分及原因	实际得分
准备质量标准20分	评估：患儿年龄、病情、意识、治疗情况、合作程度，是否运动、进食、冷热饮；测量部位有无创伤、手术、炎症和皮肤状况	4		
	护士：仪表端庄，服装整洁，洗手，戴口罩	4		
	物品：物品齐全，测量工具完好，放置合理	6		
	环境：安静、安全、整洁、温湿度适宜、光线充足	4		
	体位：患儿体位舒适正确	2		
操作流程质量标准60分	携用物到床旁，核对并向患儿及家长做好解释工作，根据患儿病情及年龄等因素选择测量方法（必要时使用心电监护仪测量）	4		
	检查并擦干体温计	3		
	体温计放置方法、部位正确（腋表）	4		
	测量时间及读表正确（手不接触水银端）	3		
	体温计用后及时消毒、保存	5		
	脉搏测量方法、部位正确	5		
	脉搏测量时间（30s）、结果正确	5		
	呼吸测量方法正确	5		
	呼吸测量时间（30s）、结果正确	5		
	检查血压计的稳定性（水银、排除袖带内气体、皮管不扭曲）	5		
	血压计放置合理，袖带位置正确，平整、松紧适宜	4		
	听诊器使用方法正确	3		
	注气过程平稳，放气过程均匀（水银柱下落4mmHg/s）	2		
	血压测量结果正确	2		
	整理床单元，患儿取舒适体位，告知家长所测生命体征数值	2		
	消毒双手，记录准确	3		
终末质量标准20分	注意用物的使用安全	5		
	正确处理物品	5		
	操作方法正确，测量准确、节力、熟练	5		
	与患儿及家长沟通语言文明，态度和蔼	5		
合计		100		

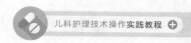

生命体征测量技术

第十节　快速血糖监测技术

　　快速血糖监测技术是用于体外测量人体新鲜毛细血管全血样本中的葡萄糖浓度的一项诊疗技术，用于判断血糖控制情况和病情。

目 的

　　监测患儿血糖水平，评价代谢指标，为临床治疗提供依据。

护理评估

　　（1）患儿年龄、病情、意识、进餐情况、既往血糖情况、活动能力及合作程度。
　　（2）患儿局部皮肤状况，如颜色、温度、有无硬结、瘀血、感染等，对乙醇及冷刺激有无过敏反应。
　　（3）血糖监测仪功能、配置情况，如血糖监测仪代码是否与试纸相符，试纸是否在有效期内。

操作前准备

　　（1）护士准备：着装整齐，洗手，戴口罩。
　　（2）患儿准备：取舒适体位。
　　（3）物品准备：①治疗车上层准备血糖仪、试纸、采血针、75％乙醇、无菌棉签、血糖记录单、快速手消毒液，必要时备无菌手套1双；②治疗车下层准备锐器盒、污物分类桶。
　　（4）环境准备：清洁、安静、光线适宜。

操作流程及操作要点

评估	♦ 核对医嘱，明确监测血糖时间
	♦ 询问患儿病情，评估进食时间及局部皮肤情况

血糖仪准备	● 电量充足，功能正常，与试纸匹配
	● 试纸插入血糖仪自动开机，显示屏上会显示一个闪烁的"血滴"图案

测血糖	● 备齐用物携至患儿床边，核对患儿信息，并向患儿及家长解释操作目的和配合方法，消除紧张情绪，取得配合
	● 协助患儿取安全舒适体位（根据患儿合作程度，请其他护士或家长协助患儿取得舒适体位，视情况约束患儿）
	● 选择采血部位（紧靠手指侧面采血，切勿在指尖或指腹采血），用75%乙醇棉签，消毒皮肤待干
	● 插入血糖试纸开机（核对显示的代码是否和试纸盒上的代码一致）
	● 再次核对患儿信息
	● 取棉签备用，用一次性扎针器穿刺已消毒的皮肤
	● 血滴轻触试纸顶端，试纸自动吸收血滴，直至试纸窗口完全充满（血滴的形成要等血样流出后呈饱满样）
	● 等待5s后，血糖仪显示测量结果

采血后处理	● 用无菌棉签按压采血点，到不出血为止
	● 血糖试纸丢入污物分类桶内，血糖仪自动关闭
	● 再次核对患儿信息，将测量结果告知家长
	● 协助患儿取舒适体位，整理床单元
	● 正确处理医疗废物
	● 洗手，脱口罩，记录血糖测试结果，及时报告医生

评 价

（1）严格执行无菌技术操作原则，操作规范，动作轻巧、准确。

（2）注意保暖，合理安置患儿。

注意事项

（1）测试前确保采血部位清洁、干燥，检查血糖仪与血糖试纸是否匹配。

（2）宜使用75%的乙醇消毒，确认患儿手指乙醇干透后实施采血；不宜使用碘酒、碘伏等消毒液。

（3）滴血量应为试纸测试区完全变成红色。

（4）血糖监测前，应确认患儿的进餐时间。做好宣教，如监测餐后2h血糖，应告知患儿家长从第一口饭开始计时，2h后测血糖。

（5）采血针紧靠手指侧面采血，切勿在指尖或指腹采血。

知识拓展

（一）血糖仪和试纸的维护和保管

（1）血糖试纸应干燥、避光和密封保存。

（2）血糖仪测试区内不能有血渍、灰尘等污染物。宜用软布蘸清水轻轻擦拭，不能用清洁剂或乙醇等有机溶剂清洁。

（3）血糖仪在下述情况时应使用质控液校准：

①第一次使用时；

②使用一盒新试纸时；

③怀疑血糖仪或试纸出现问题时；

④血糖仪摔落后；

⑤更换电池后。

（二）影响血糖准确性的因素

（1）贫血患儿用血糖仪测定血糖结果偏高，红细胞增多症、脱水或高原地区人群则会偏低。

（2）饮食、运动、睡眠不足或者失眠、情绪不稳定等因素都会导致血糖值波动。

（3）消毒后手指未干即进行测量，残余消毒液会影响测量值。

操作评分标准

快速血糖监测技术操作评分标准

项目	技术操作要求		分值	扣分及原因	实际得分
准备质量标准20分	评估：①询问患儿进餐情况，既往血糖情况		3		
		②患儿局部皮肤状况，如颜色、温度、有无硬结、瘀血、感染等，对乙醇及冷刺激有无过敏	3		
		③患儿病情，意识，活动能力及合作程度	3		
	护士：着装整齐，洗手，戴口罩		3		
	物品：物品齐全（血糖仪功能完好），放置合理		3		
	环境：清洁、安静、光线适宜		3		
	体位：取舒适体位（坐位或卧位）		2		
操作流程质量标准60分	核对医嘱，明确监测血糖时间		3		
	备齐用物携至患儿床边，核对患儿信息，解释		3		
	协助患儿取舒适体位		2		
	选择采血部位，用75%乙醇棉签消毒，待干		5		
	插入血糖试纸开机（核对显示的代码是否和试纸盒上的代码一致）		5		
	再次核对患儿信息		3		
	取棉签备用，用一次性扎针器穿刺已消毒的皮肤		5		
	血滴轻触试纸顶端，试纸自动吸收血滴，直至试纸窗口完全充满		5		

续表

项目	技术操作要求	分值	扣分及原因	实际得分
操作流程质量标准60分	读取测量结果	5		
	用无菌棉签按压采血点，到不出血为止	5		
	关机或取出使用过的血糖试纸，正确处置医疗废弃物并消毒双手	5		
	再次核对患儿信息，记录血糖测量结果	3		
	告知患儿家长测量结果，健康宣教	5		
	安置患儿舒适体位，整理床单元	3		
	洗手，及时报告医生测量结果	3		
终末质量标准20分	试纸表面无外溢血样，避免污染	5		
	采血方法正确，动作轻稳	6		
	护患沟通有效	5		
	污物处置得当	4		
合计		100		

快速血糖监测技术

第十一节 氧气雾化吸入技术

氧气雾化吸入是利用高速氧气流通过毛细管并在管口产生负压，将药液由相邻的管口吸出，吸出的药液又被毛细管口高速的氧气流撞击成细小的雾滴，呈气雾状喷出，随患儿呼吸进入呼吸道而达到治疗的作用。

目 的

氧气雾化吸入的目的在于利用高速的氧气气流，将药物形成烟雾，使微小的药物颗粒随着呼吸进入呼吸道，从而达到更好的治疗效果，还可以稀释痰液，使痰液更好地排出。

护理评估

（1）患儿过敏史、用药史、所用药物的药理作用。
（2）患儿病情、意识、心理状况、配合程度和治疗情况。

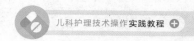

（3）患儿面部及口腔黏膜有无感染、溃疡等。

操作前准备

（1）护士准备：按要求着装，洗手，戴口罩。

（2）患儿准备：取舒适体位（最好取坐位或抬高头部）。

（3）物品准备：①治疗车上层准备面罩雾化器或者口含嘴雾化器、墙式氧气装置1套，根据医嘱准备药液、无菌棉签、75％乙醇、注射器、弯盘、面巾纸、漱口液、手电筒、快速手消毒液；②治疗车下层准备锐器盒、污物分类桶。

（4）环境准备：清洁、安静、安全（室内避免火源）、光线适宜。

操作流程及操作要点

核对医嘱	◆ 按医嘱配制药液
携用物至床旁	◆ 核对患儿床号、姓名，并向患儿及家长解释操作目的及使用方法 ◆ 协助患儿取舒适体位
安装氧气装置	◆ 检查有无漏气
抽药液	◆ 注入雾化器内
连接管路	◆ 雾化器的接气口与氧气装置的出气口连接
指导	◆ 雾化前先指导大龄患儿练习雾化呼吸法（用口深吸气，屏息片刻后，再用鼻缓慢呼气），练习2～3次，避免浪费药液
调节氧流量	◆ 调节氧流量至6～8L/min
再次指导	◆ 见有药物喷出时，协助患儿固定好面罩或口含嘴，再次指导患儿用口深吸气，再用鼻缓慢呼气，直至药液吸完
观察患儿反应	◆ 发现异常及时处理
雾化结束	◆ 取下面罩或口含嘴，关闭氧气开关

患儿整理	💧 面巾纸清洁面部,协助患儿清洁口腔或漱口 💧 取舒适体位
再次核对	💧 整理床单元,再次核对患儿信息
观察	💧 观察治疗效果与反应
手消 记录	💧 手消毒 💧 记录雾化吸入的时间并签名
用物处理	💧 一次性雾化器按规定消毒处理 💧 用物、生活垃圾、医疗废物分类正确处置,洗手

📝 评 价

(1)操作方法正确、熟练。

(2)患儿掌握用口深吸气,用鼻缓慢呼气方法。

(3)与患儿交流效果好,患儿感觉舒适。

(4)雾化吸入效果好。

⚠ 注意事项

(1)正确使用供氧装置,注意用氧安全,室内应避免火源。

(2)要严格检查连接管道的密封性,如果密封不好,氧气驱动的压力不够,形成的药物雾化颗粒较大,就会导致雾化效果差。

(3)注意观察患儿痰液排出情况,如湿化后痰液排出困难,可予以拍背,必要时行负压吸引。

(4)雾化过程中如出现呼吸困难、发绀等情况时,应暂停雾化吸入,给予吸氧,及时通知医生处理。

(5)使用激素类药物雾化吸入后,应及时清洁口腔和面部。

↔ 知识拓展

(1)雾化过程中尽量配合呼吸动作,使雾化的药物充分进入呼吸道。

(2)要掌握氧流量的大小,氧流量过大导致压力过大,容易导致管道脱落。

(3)氧气湿化瓶内勿盛水或选择不带湿化瓶的氧气流量表,以免液体进入雾化器内使药液稀释影响疗效。

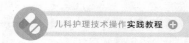

👦 操作评分标准

氧气雾化吸入技术操作评分标准

项目	技术操作要求	分值	扣分及原因	实际得分
准备质量标准 20分	评估：①患儿病情，意识，心理状况，配合程度和治疗情况	3		
	②患儿过敏史、用药史、所用药物的药理作用	3		
	③患儿面部及口腔黏膜有无感染、溃疡等	3		
	护士：仪表端庄，服装整洁，洗手，戴口罩	2		
	物品：物品齐全，雾化器、墙式氧气装置性能完好，放置合理	4		
	环境：清洁、安静、安全（室内避免火源）、光线适宜	3		
	体位：舒适体位	2		
操作流程质量标准 60分	核对医嘱，按医嘱配制药液	5		
	核对患儿信息，解释，介绍目的及使用方法	3		
	协助患儿取舒适体位	3		
	安装氧气装置，检查中心供氧性能完好	4		
	遵医嘱抽取药液，注入雾化器	3		
	连接雾化器与氧气装置	3		
	指导患儿雾化呼吸法，即用口深吸气，屏息片刻后，再用鼻缓慢呼气，练习2～3次，评估患儿基本掌握雾化呼吸法	6		
	调节氧流量至6～8L/min，见有药物喷出时，协助患儿固定好面罩或口含嘴，再次指导患儿，直至药液吸完	6		
	注意观察患儿反应，发现异常及时处理	3		
	雾化结束，取下面罩或口含嘴	3		
	关闭氧气开关，协助患儿清洁面部、漱口或清洁口腔	5		
	取舒适体位，整理床单元，再次核对患儿信息	4		
	一次性雾化器按规定消毒处理	4		
	观察治疗效果与反应	3		
	手消，记录雾化吸入的时间并签名	3		
	医疗废物分类正确处置，洗手	2		
终末质量标准 20分	指导患者做深吸气，使药液充分吸入，呼气时需用鼻呼气，以防药液丢失	8		
	吸入过程中尽可能深长吸气，以达到治疗效果	8		
	动作轻巧、准确，操作规范	4		
合计		100		

氧气雾化吸入技术

第十二节　经口鼻腔吸痰技术

经口鼻腔吸痰是临床常用的一项护理技术操作，应用范围广，实用性强，多用于危重、昏迷、全身麻醉后未清醒且因咳嗽无力或咳嗽反射迟钝、会厌功能不全、不能将痰咳出、将呕吐物及分泌物误吸入气管的患儿等。

目　的

利用负压的作用经口腔或鼻腔将呼吸道分泌物、血液、呕吐物或其他异物吸出，以保持呼吸道通畅。

护理评估

（1）患儿年龄、病情、治疗、呼吸情况、有无将呼吸道分泌物排出的能力（嘱患儿咳嗽），听诊有无痰鸣音。

（2）口鼻腔是否正常，有无鼻中隔偏曲，是否有义齿。

（3）负压吸引装置的性能完好并处于备用状态。

（4）患儿心理状态、合作程度。

操作前准备

（1）护士准备：着装整洁，仪表端庄。

（2）患儿准备：平卧位，头偏向一侧。

（3）物品准备：①治疗车上层准备电动吸引装置或中心负压吸引装置、一次性使用吸痰管（数根）、薄膜手套、生理盐水、听诊器、快速手消毒液、手电筒、护理记录单、面巾纸、治疗巾，必要时备供氧装置、压舌板、开口器、舌钳、口咽通气管、鼻咽通气管及电源插线板等；②治疗车下层准备污物分类桶。

（4）环境准备：整洁，安静，光线适宜。

操作流程及操作要点

携用物至床旁	◆核对患儿信息、向患儿及家长解释操作的目的与合作方法，协助患儿取合适体位

检查	◦ 检查患儿口鼻腔 ◦ 患儿位置摆好，头转向操作者一侧
设备准备	◦ 接通电源，打开开关（或插上中心负压吸引装置），检查吸引器性能并连接，检查负压 ◦ 负压压力的调节以能吸出痰液为宜，不宜过大。或遵医嘱 ◦ 建议 　儿童不超过 39.9kPa 　婴幼儿不超过 26.6kPa 　足月儿不超过 26.6kPa 　早产儿不超过 13.3kPa
用物准备	◦ 打开一次性吸痰管，戴手套，将一次性吸引管与吸痰器连接，试吸生理盐水是否通畅
吸痰	◦ 一手反折吸痰管末端（或打开吸痰管小盖），另一手按无菌技术操作原则持吸痰管前端，插入口咽部，然后放松导管末端，将口咽部分泌物吸净。先吸口咽部分泌物，再吸气管内分泌物 ◦ 吸痰时，动作要轻柔，从深部向上提取，左右旋转，吸净痰液，每次吸痰时间不超过 15s，以免引起缺氧 ◦ 导管退出后，应用生理盐水抽吸冲洗，以防导管被痰液堵塞 ◦ 先吸口腔，再吸鼻腔（吸痰管"一用一换"），如气管插管或气管切开者，可由气管插管或内套管吸痰，需严格无菌技术操作 ◦ 如痰液黏稠，可配合拍背、雾化吸入使痰液稀释，便于吸出
观察	◦ 吸痰过程中，随时观察患儿病情、面色、心率、缺氧情况 ◦ 同时注意吸出物的性质、颜色、黏稠度及量等
吸痰完毕	◦ 关上吸引器开关，将吸痰管用手套翻转包裹后丢入污物分类桶 ◦ 擦净患儿脸部分泌物，清洁患儿口鼻腔 ◦ 协助患儿取舒适体位，整理床单元
用物整理	◦ 整理用物、洗手、观察、记录签字
操作后处理	◦ 吸痰瓶及吸引管用 500mg/L 含氯消毒液浸泡消毒 30min，用流动水冲洗干净，擦干备用 ◦ 治疗车用消毒液擦拭消毒

评　价

（1）严格执行无菌技术操作原则，插管动作轻柔、准确、敏捷。

（2）吸引有效的标准：①吸出物减少；②患儿的气道干净及呼吸得到改善；③患儿没有明显的疼痛及不适；④听诊双肺呼吸音，痰鸣音及湿啰音等减轻或消失。

（3）患儿呼吸道未发生机械性损伤。

注意事项

（1）吸痰前检查吸引器性能是否良好，连接是否严密、正确。

（2）根据患儿情况调节合适的负压。若负压过大，可造成呼吸道黏膜损伤。

（3）吸痰动作轻稳，插管时不可使用负压，不可反复上下提插，以减少对呼吸道黏膜的损伤。

（4）严格执行无菌技术操作原则，每根吸痰管仅可使用一次。连接管应每日更换。

（5）若痰液黏稠，可配合叩击胸背部或行雾化吸入后再吸痰。

（6）吸痰过程中密切观察患儿的病情变化，如出现心率、血压、呼吸、血氧饱和度明显异常时，应立即停止吸痰，同时给予氧气吸入。

（7）储液瓶内应放少量消毒液，液体达到 2/3 满时应及时更换。

知识拓展

（一）一般吸痰常用的吸引负压

儿童不超过 39.9 kPa（1 kPa＝0.001 MPa＝7.500616 mmHg），婴幼儿不超过 26.6 kPa，足月儿不超过 26.6 kPa，早产儿不超过 13.3 kPa。

（二）吸痰常见并发症及防范措施

1．血氧饱和度下降

（1）给予面罩给氧，氧流量可以调到 5 ～ 10L/min。

（2）评估呼吸道情况。

（3）立即通知医师。

（4）密切观察患儿病情变化，包括面色、呼吸、血氧饱和度等。

2．心动过缓

（1）发生心动过缓时，立即给予刺激（捏耳垂等），观察患儿的心率是否上升。

（2）必要时给予 100% 的纯氧复苏囊加压给氧，氧气流量达到 5 ～ 10L/min。

（3）立即通知医师。

3．呕吐发生

（1）协助患儿取呕吐物易排出的体位。

（2）如有必要，轻轻吸出呕吐物。

（3）立即通知医师。

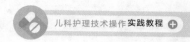

操作评分标准

经口鼻腔吸痰技术操作评分标准

项目	技术操作要求	分值	扣分及原因	实际得分
准备质量标准20分	评估：①患儿年龄、病情、意识、治疗，心理状态，配合程度等	3		
	②患儿有无将呼吸道分泌物排出的能力（嘱患儿咳嗽）	2		
	③口腔及鼻腔情况	3		
	④吸痰装置的性能	3		
	护士：着装整洁，仪表端庄，洗手，戴口罩	2		
	物品：备齐用物，放置合理	3		
	环境：清洁、安静、光线适宜	2		
	体位：平卧位	2		
操作流程质量标准60分	核对，解释，备齐用物携至床旁	4		
	协助患儿取合适体位，听诊	4		
	检查患儿口鼻腔	3		
	取平卧位头偏向一侧，铺巾	3		
	检查负压吸引装置性能并连接，检查负压	6		
	调节负压压力合适	5		
	打开吸痰管、戴手套，吸痰管与吸引器连接正确	5		
	润滑并试吸	4		
	吸引方法正确	6		
	密切观察病情变化及吸出物的性质、颜色、黏稠度及量等	5		
	吸痰结束正确处置用物	5		
	消毒双手，擦净患儿脸部分泌物，清洁患儿口鼻腔	4		
	协助患儿取舒适体位，整理床单元	3		
	整理用物、洗手、观察、记录	3		
终末质量标准20分	处置核对，有效沟通	5		
	严格执行无菌技术操作	5		
	吸痰时注意观察病情变化	5		
	患儿呼吸道分泌物及时吸出，气道通畅，呼吸功能改善，缺氧得以缓解	5		
合计		100		

经口鼻腔吸痰技术

第十三节　物理降温技术

物理降温是采用低于人体温度的物质作用于机体的局部或全身，通过物理吸热或散热达到降温目的的方法。

目　的

为高热患儿降温。

护理评估

（1）患儿的年龄、病情、体温及治疗情况。

（2）患儿局部皮肤状况，如皮肤颜色、温度、完整性，有无硬结、瘀血等，有无感觉障碍，对冷刺激无过敏。

（3）患儿的意识状况、活动能力及合作程度。

操作前准备

（1）护士准备：按要求着装，洗手，戴口罩。

（2）患儿准备：取舒适体位，协助患儿排大小便或更换尿布。

（3）物品准备：①治疗车上层准备干毛巾、小毛巾2块、大毛巾、脸盆内盛温水2/3满（32～34℃）、冰袋及布套、热水袋及布套、快速手消毒液；②治疗车下层准备污物分类桶。

（4）环境准备：安静、安全、关闭门窗、屏风遮挡。

操作流程及操作要点

核对医嘱	（略）
携用物到床旁	● 核对患儿信息，向患儿及家长解释操作的目的和方法，取得合作 ● 协助患儿取舒适体位，安全，保护患儿隐私
操作前准备	● 松开床尾盖被，置冰袋于头部，热水袋置于足底部 ● 协助患儿平卧，脱去上衣，松开裤带，暴露擦拭部位，下垫大毛巾

擦浴	◆ 将浸有温水的小毛巾拧至半干，呈手套式或缠在右手上，以离心方向进行擦拭，边擦边按摩。擦拭结束用大毛巾擦干皮肤
	◆ 擦拭顺序
	  双上肢：患儿取仰卧位，按顺序擦拭
	    ①颈外侧→上臂外侧→手背
	    ②侧胸→腋窝→上臂内侧→手心
	  腰背部：患儿取侧卧位，按颈下→肩部→臀部的顺序擦拭
	    擦浴毕，穿好上衣
	  双下肢：患儿取仰卧位，脱去裤子，按顺序擦拭
	    ①外侧：髂骨→大腿外侧→足背
	    ②内侧：腹股沟→大腿内侧→内踝
	    ③后侧：臀下→大腿后侧窝→腘窝→足跟
	◆ 每侧肢体各擦拭 3 min
	◆ 同法擦拭远侧肢体

擦拭完毕	◆ 撤去热水袋，协助穿好衣裤，盖好被子，移回床旁椅，整理床单元 ◆ 观察全身反应：有无出现寒战，面色苍白，脉搏、呼吸异常等不良反应
擦拭后处理	◆ 30 min 后测量体温、脉搏，记录在体温单上 ◆ 若体温降至 39℃ 以下，取下冰袋，交代患儿多饮水，注意休息，撤去屏风 ◆ 洗手，处置用物

📝 评 价

（1）操作熟练，方法正确，动作规范、轻柔、节力，患儿舒适。

（2）擦拭腋窝、肘窝、腹股沟、腘窝等血管丰富处，应适当延长时间，有利于增加散热。

（3）与患儿及家长沟通语言恰当，注意保护患儿隐私，并严格床旁交接班。

⚠ 注意事项

（1）擦浴过程中，注意观察局部皮肤情况及患儿反应。

（2）使用冰袋禁用于后颈部、耳后、心前区、腹部、阴囊及足底等部位，新生儿及血液病高热患儿禁用乙醇擦拭。

（3）擦拭过程中，患儿出现寒战，面色苍白，脉搏、呼吸异常，应立即停止，给予保暖等相应处理。

（4）擦浴时间不超过 20 min，并随时调节水温，避免患儿着凉；擦浴 30 min 后测量体温并记录。

（5）告知患儿及家长，在高热（包括温水擦浴）期间应保证摄入足够的水分，利于降低体温，以防因水分流失过多致身体缺水。

（6）指导患儿及家长，在高热期间采取正确的通风散热方法，如避免对流风，避免捂盖。

（7）擦浴时，以拍拭（轻拍）方式进行，避免用摩擦方式，因摩擦易生热。

知识拓展

（1）前额使用冰袋的目的是帮助降温，防止擦浴时皮肤血管收缩，引起头部充血，导致头痛。

（2）擦浴时足底置热水袋是促使足部毛细血管扩张，防止寒战，避免患儿不适。

操作评分标准

物理降温技术操作评分标准

项目	技术操作要求	分值	扣分及原因	实际得分
准备质量标准20分	评估：①患者的年龄、病情、体温及治疗情况	2		
	②患儿局部皮肤状况，如皮肤颜色、温度、完整性，有无硬结、瘀血等，有无感觉障碍，对冷刺激有无过敏	4		
	③患儿的意识状况、活动能力及合作程度	3		
	护士：①按要求着装整齐，仪表端庄	3		
	②洗手、戴口罩符合要求	2		
	物品：备齐用物，放置合理	4		
	体位：取舒适卧位	2		
操作流程质量标准60分	携用物至床旁，核对姓名并解释	5		
	关闭门窗，屏风遮挡	2		
	松开床尾盖被，冰袋置患儿前额部，足底置热水袋	5		
	协助患儿平卧，脱去衣裤	5		
	暴露近侧上肢，擦拭部位与方法正确	5		
	暴露背部，擦拭部位与方法正确	5		
	暴露下肢，擦拭部位与方法正确	5		
	同法擦拭远侧肢体，擦拭顺序与方法正确	5		
	擦拭完毕，撤去热水袋，穿好清洁衣裤，盖好被子	5		
	协助患儿采取舒适卧位，移回床旁椅，整理床单元	5		
	30min后测量体温、脉搏，记录在体温单上	5		
	若体温下降至39℃以下，撤去冰袋	3		
	交代患儿多饮水，嘱多休息	3		
	洗手，整理用物	2		

续表

项目	技术操作要求	分值	扣分及原因	实际得分
终末质量标准20分	处置核对，擦浴过程不要超过20min，避免患儿着凉	6		
	30min后测量患儿体温，体温下降视为有效	5		
	与患儿沟通语言恰当，动作轻柔，患儿自觉舒适，注意保护患儿隐私	4		
	交代患儿多饮水，严格床旁交接班	5		
合计		100		

物理降温技术

第十四节　保留灌肠技术

保留灌肠技术是指自肛门灌入药物，保留在直肠或结肠内，通过肠黏膜吸收，达到治疗目的。

◎ 目　的

镇静、催眠，治疗肠道感染。

☰ 护理评估

（1）患儿病情、临床诊断、病变部位、意识、心理状况、配合程度。

（2）了解保留灌肠的目的、药物及注意事项。

（3）患儿有无直肠肛管疾病（如痔疮、肛裂、肛周脓肿等），肛周皮肤黏膜以及排便情况，肛门括约肌控制能力等。

（4）环境适宜操作。

✐ 操作前准备

（1）护士准备：着装整齐，洗手，戴口罩。

（2）患儿准备：根据不同病情或灌肠目的，选择不同舒适体位，病变在乙状结肠、直肠，取左侧卧位；病变在回肠部，取右侧卧位。

（3）物品准备：①治疗车上层准备治疗盘，治疗盘内备一次性灌注器或一次性注射器、需灌注的药物、适合型号的肛管、弯盘、温生理盐水5～10mL、血管钳、液状石蜡棉球、卫生纸、一次性中单、水温计、手套；②治疗车下层准备污物分类桶。

（4）环境准备：安静、安全、宽敞、保暖。

🅢 操作流程及操作要点

核对医嘱	（略）
携用物到床旁	◦核对床号、姓名、手腕带，核对灌肠液名称，询问是否已排大小便或更换尿布
操作前准备	◦按病情及灌肠目的选择适宜体位，垫上一次性中单，臀部抬高10cm ◦消毒双手，用注射器抽吸药液 ◦戴手套，连接灌肠管，润滑肛管，排气 ◦必要时根据患儿情况给予协助或约束
灌肠	◦左手垫卫生纸，分开肛门，暴露肛门口，右手将肛管轻轻插入直肠（2岁以下8～12cm，2～8岁10～15cm），固定肛管 ◦缓慢注入灌肠液，观察患儿 ◦药液注射完毕再注入温开水3～5mL ◦提高肛管尾部，将溶液全部注入，观察患儿反应 ◦拔出肛管，擦净肛门，脱手套
灌肠后处理	◦核对，告知患儿及家长相关注意事项，嘱患儿保留药液在肠内30min以上 ◦整理床单元，患者取舒适体位
用物处置	◦整理用物，洗手，记录

📝 评 价

（1）执行核对制度。

（2）根据患儿病变部位、灌肠目的取舒适体位。

（3）恰当选择肛管，插入深度适宜，灌肠效果好。

（4）与患儿及家长沟通好，患儿及家长知晓配合方法。

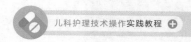
⚠️ **注意事项**

（1）灌注药液前应摇匀，选细肛管，灌注时压力要低，速度要慢，以减少刺激，保留药液在肠内的时间 30 min 以上。

（2）嘱年长患儿配合深呼吸。臀部抬高，便于药物保留。

（3）婴幼儿家长多怀抱、安抚，保持患儿安静，并捏紧肛周皮肤约 10 min。

（4）肛门、直肠、结肠手术及大便失禁的患儿，不宜做保留灌肠。

👶 **操作评分标准**

保留灌肠技术操作评分标准

项目	技术操作要求		分值	扣分及原因	实际得分
准备质量标准 20 分	评估：①患儿年龄、病情、临床诊断、病变部位、意识、心理状况、配合程度		3		
		②了解保留灌肠的目的、药物及注意事项	3		
		③患儿有无直肠肛管疾病（如痔疮、肛裂、肛周脓肿等），肛周皮肤黏膜以及排便情况，肛门括约肌控制能力等	3		
	护士：仪表端庄，服装整洁，洗手、戴口罩		3		
	物品：物品齐全，放置合理		3		
	环境：安静、清洁、安全、温湿度适宜、保暖		3		
	体位：根据病情选择不同卧位		2		
操作流程质量标准 60 分	处理医嘱，核对		3		
	核对床号、姓名、手腕带，核对灌肠液名称，询问是否已排大小便或更换尿布		5		
	按病情及灌肠目的选择适宜体位，垫上一次性中单，臀部抬高 10 cm		5		
	消毒双手，用注射器抽吸药液				
	戴手套，连接灌肠管，润滑肛管，排气		4		
	左手垫卫生纸，分开肛门，暴露肛门口，右手将肛管轻轻插入直肠（2 岁以下 8 ~ 12 cm，2 ~ 8 岁 10 ~ 15 cm）		5		
			5		
	固定肛管		5		
	缓慢注入灌肠液，观察患儿		5		
	药液注射完毕再注入温开水 3 ~ 5 mL		5		
	提高肛管尾部，将溶液全部注入，观察患儿反应		4		
	拔出肛管，擦净肛门，脱手套		4		
	核对，告知患儿及家长相关注意事项，嘱患儿保留药液在肠内 30 min 以上		4		
	整理床单元，患儿取舒适体位		3		
	整理用物，洗手，记录		3		

续表

项目	技术操作要求	分值	扣分及原因	实际得分
终末质量标准20分	执行核对制度	5		
	患儿卧位灌肠液液面高度符合病情及灌肠目的	5		
	选择肛管及插入深度适宜，灌肠效果好	5		
	与患儿及家长沟通效果好	5		
合计		100		

保留灌肠技术

第十五节　小儿咽拭子采集技术

正常人咽峡部培养应有口腔正常菌群，而无致病菌生长。咽部的细菌均来自外界，正常情况下不致病，但在机体全身或局部抵抗力下降和其他外部因素作用下可以出现感染等而导致疾病。因此，咽拭子细菌培养能分离出致病菌，有助于白喉、化脓性扁桃体炎、急性咽喉炎等的诊断。

目　的

取咽部及扁桃体分泌物做细菌培养或病毒分离，以协助诊断。

护理评估

（1）患儿年龄、病情、意识、配合程度、用药情况。

（2）评估患儿口腔黏膜有无溃疡、糜烂，进食时有无疼痛等不适。

（3）是否需要排便。

操作前准备

（1）护士准备：按要求着装，洗手，戴口罩。

（2）患儿准备：取舒适体位，向患儿及家长解释采集标本的目的、方法、临床意义、注意事项，取得配合。

（3）物品准备：①治疗车上层准备咽拭子培养管、无菌手套、压舌板、打印化验条码单、快速手消毒液，疑似呼吸道传染病患者须备防护服、防护镜，必要时备手电筒；②治疗车下层准备污物分类桶。

（4）环境准备：安静、安全、光线适宜。

操作流程及操作要点

核对医嘱	◆核对医嘱、准备无菌咽拭子培养管，在培养管上贴条形码
携用物到床旁	◆携用物到患儿床旁，核对床号、姓名、住院号、标本条码及标本名称 ◆年长患儿用清水漱口，协助患儿取舒适体位
操作前准备	◆消毒双手，戴手套
采样	◆再次核对患儿信息 ◆取出培养管中拭子，嘱患儿张口发"啊"（对合作困难者必要时应用压舌板协助张口，压舌板位置不要太深，以防刺激患儿呕吐），然后用拭子轻柔、快速地在患儿两侧腭弓、咽及扁桃体处擦拭、采集分泌物 ◆将拭子插入试管中，拧紧瓶塞 ◆再次核对患儿信息，及时送检
咽拭子采集完后处理	◆协助患儿取舒适体位，整理床单元
用物处置	◆正确处理用物 ◆洗手，记录

评 价

（1）操作熟练、轻巧、规范、无污染。
（2）与患儿及家长沟通自然，语言通俗。

注意事项

（1）最好在使用抗菌药物前采集标本。
（2）做真菌培养时，须在口腔溃疡面采集分泌物。
（3）注意拭子不要触及其他部位，保证所取标本的准确性。
（4）避免在进食后2h内采集标本，以防呕吐。

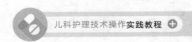

知识拓展

（1）昏迷及病情危重患儿取标本时，取去枕平卧位，将头偏向一侧，避免液体流入呼吸道。

（2）如有黏膜损伤，可遵医嘱应用复方硼砂溶液、呋喃西林液或0.1%～0.2%过氧化氢液含漱。少量、轻度出血予冷盐水漱口，出血不止应迅速取去枕平卧位，头偏向一侧，配合医师采取止血措施，吸除血液，避免进入呼吸道。

操作评分标准

小儿咽拭子采集技术操作评分标准

项目	技术操作要求	分值	扣分及原因	实际得分
准备质量标准20分	评估：①患儿年龄、病情、意识、配合程度、用药情况	4		
	②患儿口腔黏膜有无溃疡、糜烂，进食时有无疼痛等不适	4		
	③是否需要排便	2		
	护士：仪表端庄，服装整洁	2		
	物品：物品齐全，放置合理	4		
	环境：安静、清洁、光线适宜	2		
	体位：舒适体位	2		
操作流程质量标准60分	核对医嘱、培养管上贴条形码	5		
	携用物到患儿床旁，核对患儿信息及标本信息	5		
	年长患儿用清水漱口，协助患儿取舒适体位	6		
	消毒双手，戴手套	6		
	再次核对患儿信息	4		
	取出培养管中拭子，采样方法正确	12		
	将拭子插入试管中，拧紧瓶塞	6		
	再次核对患儿信息，及时送检	6		
	协助患儿取舒适体位，整理床单元	3		
	正确处理用物	3		
	洗手，记录	4		
终末质量标准20分	操作熟练、轻巧、规范、无污染	10		
	与患儿及家长沟通自然，语言通俗	10		
合计		100		

小儿咽拭子采集技术

第十六节　输液泵和注射泵的技术

　　输液泵和注射泵具有高精度安全给药的特点，不仅减轻了护理人员的工作量，而且有效提高了护理质量，在儿科得到了广泛的应用。

🎯 目　的

　　准确控制输液速度，使药物输入速度均匀、用量准确并安全地进入患儿体内发挥作用。

护理评估

　　（1）患儿病情，心理状况，自理及合作程度。
　　（2）评估患儿穿刺部位的皮肤及静脉情况。
　　（3）评估输液泵和注射泵的功能状态。
　　（4）输注药物的性质及其对血管的影响。

操作前准备

　　（1）护士准备：着装规范、洗手、戴口罩。
　　（2）患儿准备：向患儿及家长解释静脉输液的目的及过程，取得配合。
　　（3）物品准备：输液泵、注射泵功能完好。①治疗车上层准备输液器、遵医嘱备药物、配液注射器和泵注射器（50 mL或者20 mL）、延长管、生理盐水或10 U/mL肝素盐水、药物标签、安尔碘消毒液、75％乙醇、棉签、胶布、敷贴、止血带、输液记录单、快速手消毒液；②治疗车下层准备锐器盒、污物分类桶。
　　（4）环境准备：温度适宜，光线充足。

操作流程及操作要点

核对医嘱	💧 配制药液，贴药物标签

↓

携用物到床旁	💧 核对患儿信息，向患儿及家长解释静脉输液的目的和过程，取舒适体位，取得配合

↓

操作前准备	💧 接通电源：打开输液泵、注射泵开关，设备自检 💧 再次核对：患儿信息、药物、输液速度

连接	● 连接输液管路：连接输液器、延长管，排气 输液泵 ①装卡并固定输液管道：将门锁手柄向前拉起，打开输液泵门；固定输液管道 ②设定输液参数（滴数、分钟或毫升数、小时或输液时间） 注射泵 ①安装注射器 ②设置推注速度 ● 连接静脉注射部位
按开始键	● 再次核对患儿信息、药物、输注速度
观察	● 设备是否正常运行 ● 运行速度是否与设置速度吻合 ● 输注部位皮肤是否肿胀、红肿等
指导	● 输液肢体不要进行剧烈活动 ● 不要随意搬动或调节设备，保证用药安全 ● 如有不适感觉或机械报警，及时通知医护人员
输注结束	● 关闭电源开关，断开电源
终末处理	● 用物处置：注射器及延长管按一次性用物处置，微量注射泵进行清洁消毒 ● 洗手、记录（输注药物名称、输注速度、时间、责任者） ● 微量泵保养：备用状态时，参照说明书定期充电

评　价

（1）严格执行核对制度和无菌技术操作流程。

（2）操作规范。

（3）与患儿及家长沟通语言恰当，态度和蔼，告知注射泵、输液泵的使用目的及相关注意事项。

注意事项

（1）药液配制要准确，必要时用小单位的注射器抽吸药液；药物配制浓度严格遵医嘱，注射器贴上清晰标签，注明床号、姓名、药名、浓度、配制时间、输注速度；标签整张贴于注射器刻度非数值侧，半覆盖刻度。

（2）对需要避光的药物使用避光注射器及延长管，或用黑纸遮盖。

（3）正确设定推注速度及其他必需参数，防止设定错误延误治疗。

（4）护士随时查看设备的工作状态，及时排除报警、故障，防止液体输入失控。

（5）注意观察穿刺部位皮肤情况，防止发生液体外渗，出现外渗时及时给予相应处理。

（6）紧急情况下更换血管活性药物时（如强心剂、升压药等），更换前应将输注管路内原有药物排尽或更换输注管路，保证药液及时输入，达到最佳疗效。

（7）禁止使用输注泵输入血液、血浆、血小板等血液制品。

（8）更换注射器时，要先将注射泵暂停，将输注完的注射器取下，将配制好的药液排气、换接延长管后卡在泵上，观察所显示的速度（mL/h）是否正确（避免操作中误按），再按开始键，观察绿灯闪烁为正常工作。

（9）输注药液注射器用毕需要重新更换，超过24 h药液未用完也应重新更换配制药液及注射器，输液器及延长管每天更换一次。

⟨⋯⟩ 知识拓展

（一）微量泵主要报警原因及处理方法

（1）阻塞报警：检查管道有无打折、受压、扭曲，针头有无阻塞，有无回血，穿刺部位有无肿胀，查明情况后，进行相应处理。

（2）排空报警：药液输入量接近或达到设定总量时报警。应加强巡视，提前备好药液，及时更换，以免药物中断引起病情变化。

（3）电源报警：当蓄电池电源耗尽报警时，应立即连接电源线，平时注意充电备用。

（4）空气报警。

故障原因为：①气泡出现在输液器的软管中；②药液排空。

排除方法为：①取下软管排除气泡；②更换药液。

（5）开门报警：故障原因为门未关闭或关闭不严。故障排除方法为：打开门，检查输液管道固定稳妥后重新关闭门输液，应重新进行必要的设定，如改变输液限值，将输液量复位。

（二）设备保养

（1）设备长时间处于备用状态时，应参照说明书定期充电，以防在无电源的情况下，紧急使用时无法启动。

（2）机器应置于干燥处，同时保持设备表面清洁，避免使用腐蚀性强的消毒剂擦拭设备表面。

（3）严格执行"四定"制度，即使用本类设备应做到固定保管人员、固定摆放位置、定时清点、定期保养维护并做好检查和使用记录。

（4）设备出现故障时，护理人员不得自行打开机器的外壳，应请专业人员维修。

（5）设备使用后，用柔软的布，吸附适量75%乙醇，挤干，擦拭设备表面，必要时使用干布擦去多余的消毒液。

操作评分标准

输液泵和注射泵的技术操作评分标准

项目	技术操作要求	分值	扣分及原因	实际得分
准备质量标准20分	评估：①患儿的病情、心理状态、自理及合作程度，环境清洁、舒适、安全	5		
	②穿刺部位皮肤及静脉情况	3		
	③需注入药物的性质及对血管的影响程度	2		
	护士：仪表端庄，服装整洁	3		
	洗手、戴口罩符合要求	2		
	准备：备齐用物，放置合理	5		
操作流程质量标准60分	核对医嘱	2		
	正确配制药液	2		
	携用物到床旁，正确核对患儿信息	3		
	向患儿及家长解释静脉输液的目的和过程	3		
	患儿取舒适体位	2		
	接通电源，打开输液泵、注射泵开关，设备自检	2		
	再次核对患儿信息、药物、输液速度	3		
	连接输液器、延长管，排气	2		
	正确使用输液泵、注射泵，设置输液参数	20		
	正确连接静脉注射部位	2		
	按开始键，开始输注	2		
	再次核对患儿信息、药物、输注速度	3		
	操作后观察到位	2		
	正确指导患儿及家长	3		
	输注结束，关闭电源开关，断开电源	2		
	用物处置正确	2		
	洗手、记录	2		
	微量泵保养方法正确	3		

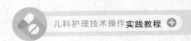

续表

项目	技术操作要求	分值	扣分及原因	实际得分
终末质量标准 20分	操作方法正确，动作熟练、轻巧	4		
	设置滴速、泵速等参数正确，符合医嘱	4		
	与患儿及家长沟通语言恰当、态度和蔼、告知操作的目的和注意事项	4		
	了解用药目的、不良反应及配伍禁忌	4		
	执行核对制度及无菌技术操作原则	4		
合计		100		

输液泵和注射泵的技术

第二章

儿科重症护理技术

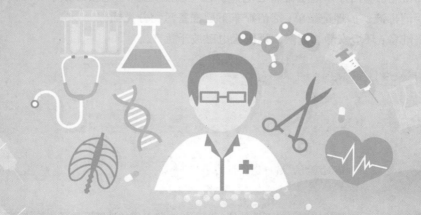

第一节 心电监测技术

心电监测是监测心脏电活动的一种手段。

⊚ 目 的

动态监测患儿生命体征，了解病情变化，为临床诊断、治疗提供依据，保证患儿安全。

▤ 护理评估

（1）患儿病情、意识、合作程度。

（2）患儿胸腹部皮肤情况。

✎ 操作前准备

（1）护士准备：着装规范，洗手。

（2）患儿准备：取平卧位或半卧位。

（3）物品准备：①治疗车上层准备心电监护仪（功能完好）、电极片数个、75％乙醇纱布、弯盘、快速手消毒液、护理记录单；②治疗车下层准备污物分类桶。

（4）环境准备：环境安静、宽敞，周围无电磁波干扰。

⑤ 操作流程及操作要点

核对医嘱	（略）
↓	
携用物到床旁	◆ 核对患儿，解释操作目的
↓	
开机自检	◆ 接通电源，打开监护仪开关，检查监护仪的性能及导联线连接是否正常

安放电极片	● 将电极片与监护仪导联线连接 ● 确定安放位置 右上（RA）：右锁骨中线第一肋间 右下（RL）：右锁骨中线剑突水平处 左上（LA）：左锁骨中线第一肋间 左下（LL）：左锁骨中线剑突水平处 胸导（C）：胸骨左缘第四肋间 ● 用75%乙醇纱布清洁安放电极片部位皮肤，以确保电极片与皮肤接触良好 ● 粘贴电极片于正确位置 ● 整理好患儿的衣服及盖被
连接探头 袖带	● 连接血氧饱和度探头和血压袖带 ● 清洁患儿指端皮肤及指甲，将血氧饱和度探头的发光和受光元件夹持安放部位，并做相向对准 ● 连接袖带，松紧度适宜
调节参数	● 设置主屏幕，选择导联，保证监测波形清晰、无干扰 ● 设置合理的报警界限、报警音量 ● 遵医嘱设置测血压间隔时间，测第一次血压
整理 记录	● 整理好导联线于适当位置，记录心率、血压、血氧饱和度等监测数值
告知	● 告知患儿不要自行移动或者摘除电极片 ● 告知患儿和家长避免在监护仪附近使用手机，以免干扰监测波形 ● 指导患儿及家长学会观察电极片周围皮肤情况，如有皮肤痒痛感及时告诉医护人员
停止监护	● 向患儿及家长解释说明，取得合作 ● 关机，切断电源，取下血氧饱和度夹及血压计袖带 ● 取下电极片，并用纱布清洁局部皮肤
终末处理	● 助患儿穿衣、取舒适体位，整理床单元 ● 清洁监护仪，整理并固定各种导联线

评 价

（1）操作熟练，符合流程。

（2）用物处置规范。

（3）注意事项交代清楚。

（4）与患儿及家长沟通自然，语言通俗易懂。

⚠ **注意事项**

（1）按照要求将电极片贴于患儿胸部正确位置，避开伤口、瘢痕、中心静脉导管、起搏器及电除颤时除颤板的放置部位。

（2）根据患儿的年龄、病史及病情正确设置上下界报警极限，一般情况下，以正常值上下10%～20%设置报警范围。

（3）适当调节报警音音量，及时消除报警音，以防因报警音音量过高，持续时间过长所产生的噪声，使患儿产生烦躁心理，从而保证使用中避免牵拉、脱落甚至有自行关机的现象，不合作的患儿应被适当约束，并使其充分镇静。

（4）观察安放电极片部位皮肤情况，每天更换一次电极片，指导患儿家长在电极片局部皮肤出现红疹、瘙痒、疼痛时及时告知医护人员处理。

（5）血压计袖带位置准确、松紧适度，测量位置应在右心房同一水平。

（6）当患儿有休克、体温过低、使用血管活性药物及贫血等情况，或周围环境光照太强、电磁波干扰等均可影响血氧饱和度监测结果。

（7）在操作过程中，注意为患儿保暖。

↔ **知识拓展**

（一）血氧饱和度的正常值及临床意义

血氧饱和度的正常值为95%～100%。血氧饱和度小于90%提示有低氧血症。

（二）各年龄段正常生命体征值

各年龄段的正常生命体征值

年龄	心率/次·分$^{-1}$	呼吸/次·分$^{-1}$	血压/mmHg
新生儿	120～140	40～45	64～76/30～35
婴儿	110～130	30～40	70～105/30～45
1～3岁	100～120	25～30	85～105/40～50
4～7岁	80～100	20～25	85～105/55～65
8～14岁	70～90	18～20	90～110/60～75

（三）设备保养

（1）设备长时间处于备用状态时，应参照说明书定期充电，以防在无电源的情况下紧急使用时无法启动。

（2）机器应置于干燥处，同时保持设备表面清洁，避免使用腐蚀性强的消毒剂擦拭设备表面。

（3）严格执行"四定"制度，即使用本类设备应做到固定保管人员、固定摆放位置、定时清点、定期保养维护并做好检查和使用记录。

（4）设备出现故障时护理人员不得自行打开机器的外壳，应请专业人员维修。

（5）设备使用后，用柔软的布，吸附适量75%乙醇，挤干，擦拭屏幕、机身及导联线，必要时使用干布擦去多余的消毒液，注意避开设备的接口和金属部件。

（6）过长的导联线可弯成较大的圆圈扎起，放置在塑料袋或布袋内以保持清洁、整齐，以便使用。

操作评分标准

心电监测技术操作评分标准

项目	技术操作要求	分值	扣分及原因	实际得分
准备质量标准20分	评估：患儿病情、意识、合作程度、胸腹部皮肤情况、设备完好	6		
	护士：着装规范，洗手	3		
	物品：物品齐全，放置合理	5		
	环境：保护患儿隐私，安静、安全，无电磁波干扰	3		
	体位：平卧位或半卧位	3		
操作流程质量标准60分	核对信息，解释操作目的、方法	3		
	开机，检查心电监护仪性能及导联线连接是否正常	4		
	将电极片与监护仪导线连接	4		
	清洁粘贴处皮肤	2		
	粘贴电极片于正确位置（保证电极片与皮肤接触良好）	5		
	整理患儿衣服及盖被，做好保暖	4		
	将血氧饱和度夹夹于对侧手指	4		
	将血压计袖带缠于上臂正确位置，松紧度适宜	4		
	选择导联模式，设置合理的报警界限	4		
	遵医嘱设置测血压间隔时间，测第一次血压	5		
	整理好导联线置于适当位置，手消毒，记录各监测数值	5		
	向患儿及家长交代注意事项	5		
	停止监护：关机，切断电源，取下血氧饱和度夹、血压计袖带、电极片，并清洁患儿皮肤，协助患儿取舒适卧位，整理床单元	6		
	清洁监护仪方法正确	5		
终末质量标准20分	操作熟练，符合流程	5		
	用物处置规范	5		
	交代注意事项清楚	5		
	与患儿沟通语言通俗易懂	5		
合计		100		

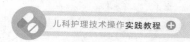

心电监测技术

第二节 桡动脉血标本采集技术

在临床检验工作开展中，动脉血气分析是重要的组成部分。对于一些危重症患儿而言，血气分析对患儿的救治存在极为重要的影响。

目 的

根据医嘱从患儿动脉中采集血标本并送检，从而评估患儿体内的氧分压、二氧化碳分压及酸碱平衡，为临床诊疗护理提供依据。

护理评估

（1）了解患儿的病情、意识状态、治疗情况、合作程度及肢体活动能力。

（2）了解患儿的吸氧浓度、呼吸、血氧饱和度、体温、呼吸机参数设置等。

（3）了解穿刺部位的皮肤及动脉搏动情况。

（4）了解患儿有无血液性传染疾病。

操作前准备

（1）护士准备：着装整洁，洗手，戴口罩，戴手套。

（2）患儿准备：取舒适体位，暴露穿刺部位，必要时为患儿更换尿布，哭闹患儿可给予安慰奶嘴，以减轻其疼痛。

（3）物品准备：①治疗车上层准备治疗盘、2mL或5mL一次性注射器或血气专用注射器、弯盘、无菌棉球、肝素液、橡胶塞、胶布、无菌棉签、安尔碘、消毒砂轮、无菌手套、检验单、护理记录单、快速手消毒液；②治疗车下层准备锐器盒、污物分类桶。

（4）环境准备：清洁、安全、光线充足明亮，符合无菌技术操作。

操作流程及操作要点

核对医嘱 准备标本容器	▸ 用 2mL 注射器抽取稀释肝素抗凝剂 1mL，转动注射器使整个注射器内壁均匀附着肝素液 ▸ 针尖向上排尽肝素液和注射器内残留气泡，放在无菌注射盘内备用
携用物到床旁	▸ 操作前核对患儿床头卡、腕带信息、住院号、检验单、检验项目、标本条形码及标本容器
选择动脉 穿刺	▸ 桡动脉穿刺点位于拇指侧掌横纹上方 1～2cm 的动脉搏动处，操作者左手（或右手）的食指沿血管走向，触摸动脉搏动最显著点，定位桡动脉，做好标记。触摸不清时，可换触另一侧桡动脉 ▸ 患儿平卧或坐位，手掌伸直，手心向上自然放松，手腕和手下方垫毛巾卷保持手部不悬空，协助患儿紧握拳头
消毒	▸ 常规消毒局部皮肤，消毒皮肤直径＞5cm，待干 ▸ 用安尔碘棉签消毒操作者左手食指和中指 2 次（或戴无菌手套），固定动脉搏动最明显处，右手持注射器与动脉成 40°角迅速刺入
采集标本	▸ 穿刺成功后，右手固定注射器，如使用血气专用注射器血液自动流入针管内充满注射器，不抽拉注射器活塞，会自动抽取所需血量 ▸ 使用普通注射器 0.5～1mL，将针头斜面刺入橡皮塞内，若注射器内有气泡，应尽快排出 ▸ 将注射器轻轻转动，可用手搓动 1min，使血液与肝素充分混合，防止凝血
穿刺点处理	▸ 用无菌棉球按压穿刺部位 5～10min，力度以穿刺处不渗血，指腹能感觉到动脉搏动为宜 ▸ 有凝血机制障碍，或服用抗凝剂，溶栓治疗的患儿应延长压迫时间，直至确认无出血，方可松开按压
再次核对	▸ 操作后核对，粘贴标签，血气分析申请单上注明采血时间、体温、患儿吸氧方法、氧浓度、氧流量、机械呼吸的各种参数等

终末处理	⚬ 协助患儿取舒适卧位，整理床单元
	⚬ 消毒双手，记录
	⚬ 标本立即送检
	⚬ 处理用物

📝 评 价

（1）严格执行无菌技术操作和核对制度。

（2）护士操作规范、熟练、轻柔；采集标本技术方法正确，标本送检及时，标本符合检验要求。

（3）患儿体位摆放正确。

⚠ 注意事项

（1）严格执行无菌技术操作，预防感染。

（2）避免在同一部位反复穿刺和在有皮肤感染的部位穿刺。

（3）标本采集后立即隔绝空气，以免影响检验结果的准确性。

（4）观察采血部位有无疼痛、肿胀、压痛、皮下瘀斑、出血情况，有无皮疹等皮肤过敏现象。

（5）观察有无血液暴露，医源性感染情况。

↔ 知识拓展

（一）常见并发症及防范措施

1．动脉痉挛

向患儿解释操作程序，安抚患儿，协助放松，操作前热敷采血局部血管，若操作中出现血管痉挛，但针尖在血管内，可保持针尖位置，待血管痉挛缓解、血流量增加再行采血，若穿刺未成功，则拔针待血管痉挛缓解再行穿刺。

2．血栓形成

（1）避免在同一部位反复穿刺。

（2）采血局部按压力度适中，既不阻断血流，又能触摸到动脉搏动。

（3）若血栓形成，遵医嘱进行溶栓治疗。

3．穿刺失败

（1）加强技能训练，熟悉血管的解剖位置，掌握血管的走行及深度。

（2）凝血功能障碍、心律不齐、循环差、血压低者不宜选桡动脉作为首选采血部位。

（3）血液呈高凝状态时，确认穿刺成功后迅速采血，以防血液凝固阻塞针头致穿刺失败。

（4）若穿刺失败，需重新更换针头进行穿刺，避免在血管内来回进退针头。

（二）影响动脉采血结果的因素

（1）患儿采血时应在安静时进行，沐浴、哭吵、屏气、挣扎等均会直接影响血气结果。

（2）采血后未适当混合或标本中存在空气。

（3）采集了静脉血而非动脉血。

（4）注射器中的肝素量不当，肝素过多导致血pH值和动脉血二氧化碳分压（$PaCO_2$）偏低。

（5）标本采集后未及时送检。

（三）新生儿动脉采血应避免的动脉

应避免股动脉，因股动脉穿刺垂直进针时易伤及髋关节。

操作评分标准

桡动脉血标本采集技术评分标准

项目	技术操作要求	分值	扣分及原因	实际得分
准备质量标准20分	评估：①病情、意识状态、治疗情况、合作程度及肢体活动能力	3		
	②吸氧浓度、呼吸、血氧饱和度、呼吸机参数设置	3		
	③穿刺部位的皮肤及动脉搏动情况	3		
	④了解患儿有无血液性传染疾病	3		
	护士：衣帽整洁，洗手，戴口罩	2		
	物品：准备齐全、放置合理	2		
	环境：清洁、安全、光线适宜	2		
	体位：仰卧位	2		
操作流程质量标准60分	核对医嘱，准备标本容器方法正确	3		
	携用物到床旁，正确核对患儿信息	3		
	向患儿及家长解释采血目的、方法、配合要点	3		
	安置合适体位，暴露穿刺部位	3		
	消毒皮肤方法正确，待干	3		
	消毒操作者左手食指和中指2次，或戴手套	5		
	再次核对患儿信息	3		
	固定动脉搏动最明显处与动脉成40°角穿刺	5		
	采集方法正确	5		
	按压方法正确	3		
	标本与空气隔绝方法正确	5		
	正确处理血标本	3		
	再次核对	3		
	协助患儿取舒适卧位，整理床单元	5		
	标本及时送检	3		
	用物处置正确	3		
	洗手，记录正确	2		

续表

项目	技术操作要求	分值	扣分及原因	实际得分
终末质量标准20分	准确执行无菌技术操作和核对制度	5		
	操作规范，动作熟练、轻巧	5		
	采集血液为动脉血	5		
	与患儿有效沟通，患儿感到安全，能配合操作	5		
合计		100		

桡动脉血标本采集技术

第三节　小儿心脏电除颤技术

心脏除颤器又名电复律器，它是一种应用电击来抢救和治疗心律失常患者的医疗设备。

目　的

用较强的脉冲电流通过心脏来消除心律失常，使之恢复窦性心律。

护理评估

（1）患儿年龄、体重、病情、意识、呼吸、合作程度。

（2）患儿是否存在除颤指征。

（3）患儿胸部有无汗液，皮肤有无破损，是否有植入式除颤器、起搏器或药物透明贴片。

（4）除颤仪处于完好备用状态。

操作前准备

（1）护士准备：着装规范、洗手、戴口罩。

（2）患儿准备：去枕平卧位，左上肢外展90°解开衣物，暴露胸部，取下金属饰物。

（3）物品准备：①治疗车上层准备除颤仪（功能完好）、心电监护仪、导电膏或生理盐水纱布、卫生纸或干纱布4块、弯盘、快速手消毒液、护理记录单；②治疗车下层准备污物分类桶。

另备急救车。

（4）环境准备：安静、安全、宽敞，利于现场抢救。

操作流程及操作要点（以 BeneHeartD3 为例）

评估	● 呼叫帮助或指挥他人呼叫帮助,亦可通过手机启动应急反应系统
启动应急系统	● 呼叫患儿，儿童轻拍其肩部，婴儿轻拍其足底 ● 确认患儿意识丧失，记录抢救时间（具体到分钟）
判断患儿 心律失常类型	● 非同步电复律：适用于室颤或无脉性室性心动过速 ● 同步电复律：适用于不稳定型室上性心动过速或有脉性室速
患儿准备	● 去枕平卧硬板床 ● 松解衣扣、腰带，充分暴露除颤部位 ● 用纱布擦干患儿除颤部位皮肤
开启除颤仪	● 连接电源，将按钮旋至除颤，若需要同步电复律，按同步按钮
选择合适的 除颤仪	● 1 岁以上或体重 10kg 以上的患儿，选择成人除颤仪
选择能量剂量	● 除颤首剂量：2 ~ 4J/kg；后续剂量：4J/kg或更大，不超过10J/kg或标准 　成人剂量 ● 同步电复律首剂量：0.5 ~ 1J/kg；后续剂量：2J/kg或更大
涂抹导电膏	● 往除颤板涂抹导电膏
除颤板放置	● 除颤板分别放置于胸骨右缘 2 ~ 3 肋间和胸前部心尖区，彼此不接触，将 　除颤板贴紧胸壁,压力适当
充电	● 按下心尖部除颤板或除颤仪控制板上的充电按钮，充电完成后机器发出蜂 　鸣声

放电	♦ 放电前必须观察心电监护仪波形，确认仍存在室颤波形 ♦ 大声宣布"所有人员避开"，并且确认所有人员已离床 ♦ 术者两臂伸直固定除颤板，使自己身体离开床沿，两拇指按下电压板的放电按钮，除颤板紧贴皮肤并施压
观察除颤效果	♦ 除颤后，不取下除颤板可直接在显示屏上观察心电波形有无恢复窦性心律
结果分类处理	♦ 出现窦性心律，意识清醒：宣布除颤成功，后续监护观察 ♦ 出现窦性心律，意识不清：立即判断，触摸颈动脉搏动 　①无脉者：心肺复苏术（CPR）2min后再判断 　②有脉者：宣布除颤成功，后续监护观察 ♦ 仍为室颤(粗颤)：直接再次除颤，准备除颤期间请助手配合CPR ♦ 细颤或一直线：立即CPR并遵医嘱继续抢救
除颤后处理	♦ 关机、整理 　①关机 　②擦净患儿身上的导电膏，协助患儿穿衣并观察局部皮肤有无灼伤；安慰清醒患儿，垫枕，取舒适体位，予持续心电监护 　③除颤板清洁待干放回原位 ♦ 记录 　消毒双手，记录抢救过程及转归过程 ♦ 消毒除颤仪备用

评 价

（1）选择除颤方式正确。

（2）患儿体位摆放正确。

（3）除颤能量选择正确。

（4）除颤板位置放置正确。

（5）除颤后能及时观察患儿的生命体征。

（6）整理用物，能做到除颤器充电备用。

注意事项

（1）确认患儿存在除颤指征，除颤指征指心室颤动、心室扑动、无脉性室速、不能排除心室颤动或室性心动过速的心脏骤停。

（2）除颤前确定患儿除颤部位无潮湿及敷料。

（3）涂擦导电膏切忌两个除颤板相互摩擦；除颤板位置放置正确，左右手切勿拿反；除颤时除颤板紧贴皮肤，施加压力；暴露部位不得与任何金属物接触，否则会使除颤能量分流。

（4）胸毛能使电极和胸壁间有空气，导致电阻增加，放电极的地方应剃去胸毛；消瘦且肋间隙明显凹陷而致电极与皮肤接触不良者宜用多层盐水纱布，改善皮肤与电极的接触。

（5）及时擦干净除颤板上的导电膏，否则积累的导电膏会对心电监护信号有影响，并可能导致操作者遭到意外电击。

（6）除颤后应观察患儿神志、心率、心律，除颤位置皮肤有无灼伤。

知识拓展

（一）皮肤灼伤

几乎所有患儿在电复律后，除颤板接触部位均有皮肤灼伤，可见局部红斑水疱，多由于除颤板按压不紧、导电膏过少或涂抹不均，一般无须特殊处理。

（二）仪器日常维护

可供选用的清洁剂：稀释的肥皂水、稀释的氨水、洗涤用漂白粉、3%双氧水、75%乙醇，严禁使用强酸、强碱或酮类物质擦拭。

1．主机维护
主机面板可使用湿布擦拭干净。

2．除颤板维护
（1）在使用后可用生理盐水或温肥皂水擦拭干净。
（2）两个除颤板之间要保持干燥，避免因导电膏盐水或汗水相连造成短路。
（3）不可将除颤板浸泡在任何液体中。

3．电池维护
每月进行完全放电一次，再充电 12h。

4．除颤板
已充电的除颤板如不用，只能在机器里放电，不能对空气放电，以免伤及他人。

操作评分标准

小儿心脏电除颤技术操作评分标准

项目	技术操作要求	分值	扣分及原因	实际得分
准备质量标准20分	评估：①患儿年龄、体重、病情、意识、呼吸、合作程度	4		
	②患儿是否存在除颤指征	3		
	③患儿胸部有无汗液，皮肤有无破损，是否有植入式起搏器、药物透明贴片	3		
	护士：仪表端庄，服装整洁	2		
	物品：物品齐全，除颤仪处于完好备用状态、放置合理	3		
	环境：安静、安全、宽敞，利于现场抢救	3		
	体位：去枕平卧位	2		

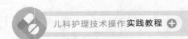

续表

项目	技术操作要求	分值	扣分及原因	实际得分
操作流程质量标准60分	评估患儿情况	4		
	启动应急反应系统	3		
	连接电源线，开启除颤仪，检查仪器性能	3		
	根据病情选择除颤方式（非同步直流电除颤）	3		
	患儿取平卧位，松衣扣、暴露胸部	4		
	纱布擦干患儿除颤部位皮肤	3		
	选择除颤能量（首剂量 2 ~ 4J/kg）	3		
	两除颤板涂以专用导电膏或垫上盐水纱布	3		
	正确放置除颤板位置，与患儿皮肤密切接触	3		
	按充电按钮，迅速充电至所需能量	3		
	确认仍存在室颤波形	3		
	大声宣布"所有人员避开"，自己身体离开床沿	3		
	两手同时按压放电按钮	4		
	观察示波器，准确判断除颤	3		
	关机	3		
	擦净患儿胸前导电膏，协助患儿穿衣，观察局部皮肤有无灼伤	3		
	整理床单元，协助患儿取舒适体位	3		
	观察患儿生命体征并记录	3		
	处置用物正确	3		
终末质量标准20分	准确判断患儿发生心律失常	4		
	操作方法正确，动作熟练、轻柔，除颤方式选择正确	4		
	除颤板位置放置准确，与患儿皮肤密切接触	3		
	正确选择除颤能量	3		
	准确判断除颤	3		
	放电无其他人员接触患儿及病床	3		
合计		100		

小儿心脏电除颤技术

第四节　鼻导管吸氧技术（中心供氧）

　　鼻导管吸氧，是指通过鼻导管给患儿吸入高于空气中氧浓度的氧气，提高动脉血氧分压、氧饱和度及氧含量。

目 的

纠正低氧血症，确保对组织的氧供应，缓解组织缺氧，促进组织新陈代谢，维持机体生命活动，缓解组织缺氧。

护理评估

（1）患儿的病情、意识、呼吸状况、合作程度及缺氧程度。

（2）患儿鼻腔状况，有无鼻黏膜损伤、鼻息肉、鼻中隔偏曲或分泌物阻塞等。

操作前准备

（1）护士准备：洗手、戴口罩。

（2）物品准备：①治疗车上层准备氧气装置一套（氧气流量表及装有湿化液的湿化瓶）、盛有温开水的容器、弯盘、棉签、一次性鼻导管一根、胶布、吸氧管标识、用氧记录卡、笔、手电筒；②治疗车下层准备污物分类桶。

（3）环境准备：安全、安静、清洁，无明火及热源。

操作流程及操作要点

核对医嘱	（略）
携用物至床旁	▲核对患儿信息
患儿准备	▲评估患儿缺氧状态（甲床、口唇），向患儿及家长解释鼻导管吸氧的目的、过程 ▲检查患儿鼻腔情况 ▲清洁鼻腔：用棉签蘸温水清洁鼻腔，备胶布
插入流量表	▲将流量表接头插入设备带上氧气出口，并对齐各固定孔，用力插入 ▲向外轻拉接头，证实已接紧 ▲打开流量表，检查接头及管道是否漏气，氧气流出是否通畅

给氧	● 连接鼻导管：将鼻导管与氧气流量表连接，打开流量表开关，将鼻塞没入温水中，看是否有气泡冒出 ● 调节氧流量：遵医嘱正确调节氧流量 ● 插入与固定：将鼻导管轻轻插入鼻前庭，长度约鼻尖至耳垂的 1/3，此深度多会引起不适，一般临床上轻度缺氧时插入鼻腔 1～2cm 即可，用胶布固定于鼻翼侧及面颊 ● 如为双侧鼻导管，经患儿两侧面颊部绕至耳郭后，调整导管合适长度，直到患儿感觉舒适；如为新生儿或小婴儿可经两侧面颊部绕至头后侧
吸氧后处置	● 贴吸氧管标识，注明日期 ● 安置患儿于舒适体位，整理床单元 ● 向患儿家长交代注意事项及可能的并发症 ● 正确处理用物 ● 洗手，记录用氧情况
停氧	● 评估患儿缺氧改善情况 ● 向患儿及家长说明停止吸氧的理由 ● 取下鼻导管，清洁鼻腔 ● 关闭流量表开关 ● 取下流量表
整理	● 安置好患儿，整理床单元 ● 分类处理用物 ● 洗手，记录停止用氧的时间

评 价

（1）操作方法正确、熟练。
（2）氧流量符合医嘱及病情。
（3）与患儿及家长沟通语言恰当，态度和蔼。

注意事项

（1）注意用氧安全，切实做好"四防"，即防震、防火、防热、防油。
（2）用氧前，应检查氧气装置有无漏气，氧气管是否通畅。
（3）使用氧气时，应先调好氧流量，再插鼻导管；停用氧气时，应先拔出鼻导管，再关氧流量；中途改变吸氧流量时，应先分离鼻导管，调整流量后再接上。

（4）用氧过程中，密切观察患儿的缺氧症状是否改善。

（5）持续吸氧的患儿，保持鼻腔和鼻导管的清洁与通畅，双侧鼻孔交替插管，以减少对鼻黏膜的刺激和压迫。

（6）使用氧气筒给氧时，氧气筒外应悬挂"空"或"满"的标志。氧气筒内气体不可用尽，至少要保留0.5MPa的压力，以免灰尘进入桶内，再充气时引起爆炸。

知识拓展

（一）吸氧浓度计算公式

吸氧浓度（％）＝21＋4×氧流量（L/min）。

（二）鼻导管氧气流量调节

可根据患儿年龄和缺氧程度调节鼻导管氧气流量。一般情况下，新生儿0.5～1.5L/min，婴幼儿1～2L/min，儿童最大不超过6L/min。

（三）常见并发症

患有慢性呼吸道阻塞或呼吸功能不全的患儿可能出现二氧化碳潴留，在这些患儿中，呼吸中枢依靠低氧血症刺激来保持足够的通气。如果此时给予高流量吸氧可能减少其呼吸做功，从而造成呼吸抑制，使二氧化碳浓度上升导致昏迷。

操作评分标准

鼻导管吸氧技术（中心供氧）操作评分标准

项目	技术操作要求	分值	扣分及原因	实际得分
准备质量标准20分	评估：①患儿病情、意识、缺氧程度及鼻腔状况	4		
	②患儿合作程度及心理反应	3		
	护士：①仪表端庄，服装整洁	3		
	②洗手、戴口罩	2		
	物品：物品齐全，放置合理	3		
	环境：安静、安全、无明火及热源	3		
	体位：舒适体位	2		

续表

项目	技术操作要求	分值	扣分及原因	实际得分
操作流程质量标准60分	核对患儿信息	3		
	评估患儿缺氧情况，解释吸氧目的、过程	4		
	检查鼻腔	3		
	清洁鼻腔，备胶布	3		
	将流量表插入设备带上氧气出口处并确保其正常工作	5		
	连接鼻导管，打开流量表开关，并试通畅	5		
	按医嘱正确调节氧流量	5		
	鼻导管插入深度合适	3		
	导管固定牢固、美观	3		
	贴吸氧管标识正确	3		
	交代注意事项，整理用物，消毒双手	5		
	记录吸氧时间并签字	3		
	观察吸氧效果	4		
	停止吸氧，取下鼻导管与关闭流量表顺序正确	4		
	帮助患儿清洁鼻腔	3		
	协助患儿取舒适体位，整理床单元	2		
	整理用物，洗手，记录停氧时间及签字	2		
终末质量标准20分	操作方法正确、熟练	8		
	氧流量符合医嘱与病情	6		
	与患者沟通语言恰当、态度和蔼	6		
合计		100		

鼻导管吸氧技术（中心供氧）

第五节 经气管插管吸痰技术

气管插管内吸痰是气道内吸引的一种，利用负压作用，经气管插管导管将呼吸道分泌物、血液、呕吐物或其他异物吸出，以保持呼吸道通畅。吸引技术包含开放式吸引和密闭式吸引两种；开放式吸引技术需断开呼吸机与人工气道的连接；密闭式吸引技术包含一个无菌辅助装置，内置式吸引管进行气道吸引，无须断开呼吸机连接。

目 的

（1）清除呼吸道分泌物，保持呼吸道通畅。
（2）对预防肺部感染，以及对已知肺部感染的控制与治疗具有重要意义。

护理评估

（1）患儿病情，气管插管位置和固定情况、双肺呼吸音情况、生命体征、意识、口腔及鼻腔有无损伤。
（2）分泌物的性质、颜色及量。
（3）呼吸机参数设置情况，中心负压吸引装置情况。

操作前准备

（1）护士准备：按要求着装，洗手，戴口罩。
（2）患儿准备：患儿及家长了解目的及过程，积极配合，协助患儿取仰卧位。
（3）物品准备：电动吸引器或中心负压吸引装置。①治疗车上层准备一次性使用吸痰管（数根）、手套、生理盐水、一次性治疗巾、听诊器、快速手消毒液、手电筒、护理记录单、抽纸、简易复苏气囊，必要时备压舌板、开口器、舌钳、口咽通气管、鼻咽通气管及电源插线板等；②治疗车下层准备污物分类桶。
（4）环境准备：安静、安全、整洁、光线适宜、符合无菌技术操作。

操作流程及操作要点

携用物至床旁	● 核对患儿信息 ● 向患儿家长解释操作的目的与合作方法
患儿准备	● 检查患儿口、鼻腔有无损伤 ● 协助患儿摆好体位，头转向操作者一侧
操作前准备	● 将呼吸机的氧浓度调至100%，给予患儿纯氧2min ● 手消，将无菌治疗巾铺于患儿颌下 ● 接通电源，打开开关（或插上中心负压吸引装置），检查吸引器性能并连接，检查负压 ● 负压压力的调节以能吸出痰液为宜，不宜过大或遵医嘱 建议： 儿童不超过39.9kPa 婴幼儿不超过26.6kPa 足月儿不超过26.6kPa 早产儿不超过13.3kPa

吸痰操作	◆ 根据患儿情况湿化气道 ◆ 打开一次性吸痰管外包装前端，戴无菌手套 ◆ 按无菌技术取出吸痰管，将吸痰管抽出盘绕在手中 ◆ 将一次性吸痰管与吸痰器连接，试吸生理盐水是否通畅 ◆ 助手断开气管导管与呼吸机的连接，并固定气管导管，呼吸机接头连接膜肺或放在无菌巾上 ◆ 操作者松开负压，迅速并轻轻地插入气管插管内 　①浅层吸痰：插入长度为气管导管插入长度与外露导管长度之和 　②深层吸痰：吸痰管插入有阻力，往回抽 1 cm，再使用负压吸引 ◆ 加负压时边上提、边左右旋转，每次吸痰时间不超过 15 s（避免在气管内上下提插） ◆ 吸痰过程中观察痰液颜色、性状及患儿面色、生命体征，是否需要进一步吸痰 ◆ 吸痰结束，连接呼吸机或复苏囊加压给氧 5～8 个呼吸周期
操作后处置	◆ 消毒液冲洗吸痰管和负压吸引管 ◆ 分离吸痰管浸泡消毒液中，一次性吸痰管分离后直接丢进污物分类桶，手消 ◆ 听诊呼吸音 ◆ 协助患儿取安全、舒适体位 ◆ 整理床单元 ◆ 手消，记录痰液的性状、量及颜色 ◆ 按消毒隔离原则处理用物 ◆ 洗手

📝 评　价

（1）操作方法规范，动作熟练、轻巧。

（2）严格无菌技术操作，一次用一管消毒灭菌。

（3）机械通气波形和呼吸音改善。

（4）最高吸气平台压缩小且气道峰压降低，降低气道阻力或增加动态顺应性，压力控制模式时增加送气潮气量。

（5）血气分析指标或氧合状况改善。

（6）肺内分泌物清除。

⚠ 注意事项

（1）操作动作准确、快速，连续吸痰不得超过 3 次，吸痰间歇给纯氧吸入，吸痰前整理呼吸机管路，倾倒冷凝水。

（2）吸痰管进入气道若遇到阻力，应找原因，不可粗暴盲插，吸痰管最大外径不能超过气管导管内径的 1/3～1/2，进吸痰管时不可给予负压，以免损伤患儿气道。

（3）注意保持呼吸机接头不被污染，戴无菌手套持吸痰管的手不被污染。

（4）吸痰过程中应当密切观察患儿的病情变化，如有心率、血压、血氧饱和度明显改变时，应当立即停止吸痰，立即接呼吸机通气，给予提高氧浓度吸入。

（5）严格无菌技术操作，吸痰管及冲管盐水丢弃，不得重复使用。

（6）如痰液黏稠，可配合雾化吸入、背部叩击。

（7）使用注射器进行气管内滴药时，防止针头误入气道。

（8）吸痰前后高浓度氧吸入 1 ~ 2min，待血氧饱和度升至正常水平后，再将氧浓度调至所需浓度，一次吸痰时间（断开至连接呼吸机）以不超过 10 ~ 15s 为宜，每次更换吸痰管。

知识拓展

（一）吸痰时机

（1）原则：按需吸痰、适时吸痰。

（2）适时吸痰主要是指：①定容时气道压力升高或定压时潮气量减少；②出现人机对抗，肺部听诊有湿啰音；③血氧饱和度逐渐下降 2% ~ 3% 及以上。

（二）吸痰深浅度

（1）浅层吸痰：插入长度为气管导管插入长度与外露导管长度之和。

（2）深层吸痰：吸痰管插入有阻力，往回抽 1cm，再使用负压吸引。

（三）吸痰管型号的选择

吸痰管最大外径不能超过气管导管内径的 1/2。

（四）密闭式吸痰管更换时间

（1）常规每 3 天更换 1 次。

（2）多重耐药菌感染和传染性疾病患儿应每天更换。

（3）出现污染或可疑污染时应及时更换。

（五）痰液部位及性质的判断

（1）听诊器置于胸骨上窝或站在患儿床旁，若听到呼噜声表明痰液积聚在上呼吸道。

（2）听诊器置第 3 ~ 4 胸椎旁，听到支气管肺泡呼吸音"夫哈"声并夹杂低调较远的"呸呸"声，表明分泌物黏稠，支气管内形成薄膜，痰位于下呼吸道。这样可避免盲目操作，可辅以肺部物理疗法使痰液移至中心气道。

（六）痰液黏稠度观察与分度

（1）Ⅰ度（稀痰）：痰如米汤或泡沫样，吸痰后吸痰管玻璃接头内壁上无痰液滞留。

（2）Ⅱ度（中度黏痰）：痰液外观较Ⅰ度黏稠，吸痰后少量痰液在吸痰管玻璃接头内壁滞留，但易被水冲洗干净。

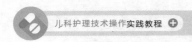

（3）Ⅲ度（重度黏稠痰）：痰液外观明显黏稠。常呈黄色，吸痰管常因负压过大塌陷。吸痰管玻璃接头内壁滞留大量痰液，不易被水冲净。

操作评分标准

经气管插管吸痰技术操作评分标准

项目	技术操作要求	分值	扣分及原因	实际得分
准备质量标准20分	评估：①患儿病情，气管插管位置和固定情况、双肺呼吸音情况、生命体征、意识、口腔及鼻腔有无损伤	5		
	②分泌物的性质、颜色及量	3		
	③呼吸机参数设置情况，中心负压吸引装置情况	3		
	护士：按要求着装，洗手，戴口罩	3		
	物品：备齐物品，放置合理	3		
	环境：安静、安全、整洁、光线适宜、符合无菌技术操作	3		
操作流程质量标准60分	携用物至床旁，核对患儿信息	3		
	解释，取得患儿家长的配合	3		
	检查患儿口、鼻腔	3		
	协助患儿取合适体位，头偏向一侧	3		
	观察病情，听诊，将呼吸机的氧浓度调至100%，给予患儿纯氧2min	3		
	手消，铺无菌巾	3		
	接通电源，打开开关，检查吸引器，调节负压	3		
	戴手套、取吸痰管规范	3		
	断开呼吸机与气管导管连接处，呼吸机接头连接膜肺或放无菌巾上	3		
	吸痰管插入深度适合，吸痰方法规范	8		
	吸痰过程中观察痰液及缺氧情况，每次吸痰时间不超过15s	4		
	连接呼吸机方法规范，给患儿吸入纯氧2min，待血氧饱和度升至正常水平后再将氧浓度调至所需浓度	3		
	消毒液冲洗吸痰管和负压吸引管	3		
	吸引管接头与吸痰管分离处置规范	3		
	再次评估患儿面色、血氧饱和度值、生命体征	3		
	听诊、协助患儿取舒适卧位，整理床单元	3		
	操作后物品处置符合要求	3		
	手消，记录	3		
终末质量标准20分	吸痰效果好，通气功能有所改善	4		
	操作方法规范、动作熟练、轻柔，安全无污染	6		
	严格执行无菌技术	6		
	吸痰过程中观察患儿病情、生命体征及分泌物情况	4		
合计		100		

经气管插管吸痰技术

第六节　心电图机的应用技术

心电图机因具有操作简便、对患儿无损伤等优点在临床上应用广泛，在急诊中的应用更普遍。

目　的

心电生理活动在人体表面产生微弱的低频变化的电位，通过心电图机以不同的导联获取这种变化的电位差（心电信号），经过放大并在时间轴上展开，形成心电图。对心电图波形进行分析，了解心脏的活动情况，为临床上心脏疾病的诊断提供重要的依据。

护理评估

（1）评估患儿的病情、意识、合作程度。
（2）评估患儿放置电极部位皮肤情况。
（3）环境安静、安全、舒适，温、湿度适宜（温度 20 ~ 25℃，湿度 40% ~ 60%）。
（4）心电图机处于完好备用状态。

操作前准备

（1）护士准备：洗手，戴口罩。
（2）患儿准备：平卧位，解开衣扣，暴露胸部，露出手腕及脚腕部。
（3）物品准备：①治疗车上层准备心电图机、快速手消毒液、生理盐水纱布或 75% 乙醇纱布；②治疗车下层准备污物分类桶。
（4）环境准备：安全、安静、清洁，周围环境无电磁波干扰，关好门窗，拉好床帘，注意保暖，防止受凉。

操作流程及操作要点

核对医嘱	（略）
评估皮肤和干扰	♦ 患儿的年龄、病情，局部皮肤情况以及干燥与否 ♦ 若放置电极部位的皮肤污垢或毛发较多，应先清洁皮肤或剃毛 ♦ 检查前确保无手机、手表等电磁或金属物品与患儿接触
告知	♦ 告知目的、意义及注意事项，取得患儿及家长的配合
开机	♦ 检查心电图机的性能
输入信息	♦ 输入姓名、性别、年龄、住院号并确认
安放电极	♦ 清洁：生理盐水纱布或酒精纱布清洁电极安放位置 ♦ 安放导联电极 ①肢导联： 右上肢（RA/R）：红 左上肢（LA/L）：黄 左下肢（LL/F）：绿 右下肢（RL/RF）：黑 ②胸导联： C_1：胸骨右缘第4肋间（红） C_2：胸骨左缘第4肋间（黄） C_3：C2和C4连线中点（绿） C_4：左锁骨中线与第5肋间（棕） C_5：平C4左腋前线（黑） C_6：平C4左腋中线（紫） 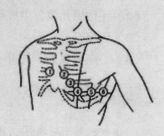
采集 记录	♦ 波形稳定后观察ECG波形 ♦ 根据实际需要设置好采集方式、布局、增益、走纸速度等项目 ♦ 按冻结键 ♦ 按"ECG"键打印ECG波形
保存报告	（略）

去除导联线	（略）
关机	●协助患儿穿好衣服，整理床单元
整理 记录	●异常心电图结果立即报告医生处理 ●使用消毒湿纸巾将导线、电极擦拭干净，待干，捆绑好备用

评 价

（1）心电图清晰，基线稳定。

（2）患儿顺利完成心电图检查。

注意事项

（1）进行心电图检查前，患儿不宜剧烈运动、饱餐、饮茶等。

（2）需关闭周围的电子设备。

（3）皮肤准备充分，正确连接导联线并防止松脱。

（4）放置导联电极时，应避开伤口、瘢痕、红肿等区域。

（5）行心电图检查时，嘱患儿不要移动身体及翻身，手脚不要触碰金属物件。

（6）操作过程中注意保暖。

（7）定期维护心电图机。

知识拓展

（一）心电图的含义及其曲线描记方法

心电图是利用心电图机从体表记录心脏每一心动周期所产生电活动变化的曲线图形。心电图记录在坐标纸上，坐标纸由 1 mm 宽和 1 mm 高的小格组成。横坐标表示时间，纵坐标表示电压。通常采用 25 mm/s 纸速记录，横坐标时间 1 小格 = 1 mm = 0.04 s；纵坐标电压 1 小格 = 1 mm = 0.1 mV。

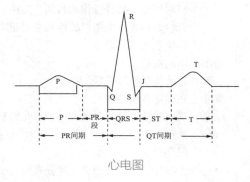

心电图

（二）正常心电图波形的意义、特点和正常值

（1）P波：P波代表心房肌除极的电位变化。P波的形态一般呈钝圆形，偶尔有轻度切迹。正常人P波时间一般小于 0.12 s，在肢体导联上，振幅一般小于 0.25 mV，胸导联一般小于 0.2 mV。

（2）PR间期：从P波的起点至QRS波群的起点，代表心房开始除极至心室开始除极的时间。

正常PR间期在0.12～0.20s。在幼儿及心动过速的情况下，PR间期相应缩短。在老年人及心动过缓的情况下，PR间期可略延长，但一般不超过0.22s。

（3）QRS波群：代表心室肌除极的电位变化。正常成年人QRS波群时间小于0.11s，多数为0.06～0.10s。

（4）ST段：自QRS波群的终点至T波起点间的线段，代表心室缓慢复极过程。正常的ST段多为一等电位线，有时亦可有轻微的偏移，但在任一导联，ST段下移一般不超过0.05mV；ST段上抬在V1～V3导联一般不超过0.3mV，V4～V6导联及肢体导联不超过0.1mV。

（5）T波：T波代表心室快速复极时的电位变化。在正常情况下，T波的方向大多与QRS主波的方向一致。

（6）U波：T波之后0.02～0.04s出现的振幅很低的波称为U波，代表心室后继电位。U波方向大体与T波相一致，U波明显增高常见于低血钾。

（7）QT间期：QRS波群的起点至T波终点的间距，代表了心室从除极到复极的时间，心率越快，QT间期越短，反之则越长。心率在60～100次/分时，QT间期为0.32～0.44s。

☻ 操作评分标准

心电图机的应用技术操作评分标准

项目	技术操作要求	分值	扣分及原因	实际得分
准备质量标准20分	护士：着装整洁，洗手，戴口罩	5		
	物品：心电图机并检查其性能、75%乙醇纱布或棉球（有过敏者，用生理盐水纱布）、心电图纸、污物分类桶	5		
	环境：光照适宜，无电磁波干扰，关闭门窗，屏风遮挡	5		
	患儿：评估病情、放置电极部位皮肤情况、有无乙醇过敏史	5		
操作流程质量标准60分	核对医嘱，解释操作的目的、方法	3		
	开机，检查心电图机的性能是否正常	3		
	正确录入患儿信息	3		
	清洁皮肤	5		
	正确连接肢体导联	10		
	正确连接胸导联	10		
	观察病情，注意保暖和保护患儿隐私	5		
	波形稳定后，冻结并按下"ECG"键打印ECG波形	5		
	保存报告	5		
	去除导联线，协助患儿穿好衣服，整理床单元	5		
	消毒双手、关机	3		
	整理、记录	3		

续表

项目	技术操作要求	分值	扣分及原因	实际得分
终末质量标准20分	操作熟练，符合流程 与患儿沟通语言通俗易懂	10 10		
合计		100		

心电图机的应用技术

第七节　心肺复苏术技术

心肺复苏是指在心跳呼吸骤停的情况下所采取的一系列急救措施，使心脏、肺脏恢复正常功能，生命得以维持。心肺复苏（CPR）分为基础生命支持和高级生命支持。基础生命支持（BLS）是指进行徒手心肺复苏操作（CAB）：C即胸外心脏按压，A即开通气道，B即人工呼吸。高级生命支持（ACLS）是指在基础生命支持的基础上继续BLS的同时，应用辅助设备和特殊技术建立与维持更有效的通气和血液循环。

目　的

（1）通过实施基础生命支持技术，建立患儿的循环、呼吸功能。
（2）保证重要脏器的血液供应，尽快促进心跳、呼吸功能的恢复。

护理评估

（1）除评估患儿年龄外，仍需评估患儿是否处于危及生命的状态，可通过C（意识）、B（呼吸）、C（面色）三个方面进行初次印象评估。初次印象评估应在数秒内完成，一旦确认患儿无意识立即启动急救系统，寻求帮助。
（2）评估患儿：心肺复苏是急救技术，需分秒必争，对患儿的评估应与操作同步进行。确认患儿无意识、无运动、无呼吸（终末叹气应看作无呼吸）。

操作前准备

（1）用物准备：治疗车或治疗盘、适合患儿年龄的人工复苏气囊、纱布、电筒、压舌板、复苏板，必要时备脚凳和屏风。

（2）环境准备：保证环境安全。

操作流程及操作要点

判断意识	◦ 呼叫患儿，儿童轻拍其肩部，婴儿轻拍其足底。确认患儿意识丧失

立即呼救	◦ 呼叫帮助或指挥他人呼叫帮助

同时判断呼吸及脉搏	◦ 1岁至青春期儿童判断其股动脉或者颈动脉搏动 ◦ 1岁以下婴儿判断其肱动脉搏动，同时观察患儿有无呼吸 ◦ 动脉搏动确认方法 　①股动脉：2根手指放至大腿内侧，髋骨和耻骨之间，正好在腹部和大腿交会处的折痕下 　②颈动脉：使用2根或3根手指找到气管，将手指滑到气管和颈侧肌肉之间的沟内 　③肱动脉：使用食指和中指指尖触及患儿前臂侧 ◦ 不能确认有无动脉搏动，立即进行胸外心脏按压 ◦ 判断时间为至少5s，但不大于10s，在10s内未扪及脉搏，立即启动心肺复苏程序

摆放体位	◦ 仰卧位于硬板床上或地上，如卧于软床上的患儿，其肩背下需垫复苏板，去枕、头后仰，解开衣领口、围巾 ◦ 注意避免随意移动患儿

胸外心脏按压（C）	◦ 确定按压部位：儿童为胸部中央，胸骨下半部，婴儿为两侧乳头连线正下方 ◦ 按压手法：儿童可使用单掌或双掌手法按压。一手掌根部放于按压部位，另一手平行重叠于该手手背上，手指并拢，只以掌根部接触按压部位，双臂位于患儿胸骨的正上方，双肘关节伸直，利用上身重量垂直下压。婴儿使用双指按压或双手环抱拇指法 ◦ 按压深度：胸骨前后径1/3（儿童大约5cm，婴儿大约4cm） ◦ 保证胸廓充分回弹：每次按压时间与放松时间大致相同 ◦ 按压频率：100~120次/分

开放气道 （A）	♦ 有义齿，取下活动义齿，如有明显呼吸道分泌物，应当将患儿头偏向一侧，清理患儿呼吸道 ♦ 开放气道（无颈椎损伤患儿使用仰头抬颏法，怀疑颈椎损伤患儿使用双手托颌法）保持患儿处于鼻嗅物位，可置患儿平卧位，保持外耳道水平线位于肩关节前方

人工呼吸 （B）	♦ 口对口人工呼吸适合于现场急救（婴儿采用口对口鼻、儿童采用口对口） ♦ 口对面罩人工呼吸步骤如下 　①站立于患儿一侧 　②以鼻梁为参照，把面罩放于患儿口鼻部 　③操作者站于患儿头部后方，提起下颌保持气道通畅。同时，使用"EC"手法固定面罩（拇指和食指成C形扣住面罩，其余三指呈E形托起下颌骨部分），另一手有规律地挤压简易呼吸气囊 　④施以1s的吹气，并同时观察患儿胸廓是否隆起，通气量以患儿胸廓起伏良好为宜，避免过度通气 ♦ 口对口人工呼吸步骤如下 　①用仰头提颏法开放患儿气道 　②用拇指和食指捏住鼻子（使用放在前额的手） 　③正常吸一口气（不必深吸），用嘴唇封住患儿口周，使完全不漏气 ♦ 如果胸廓未隆起，重复开放气道并使用面罩密封住口鼻通气，若尝试两次后仍然无法对患儿通气，应迅速恢复胸外按压 ♦ 单人复苏胸外按压与人工呼吸比例为30∶2，若双人复苏则为15∶2

判断复苏效果	♦ 大动脉搏动恢复，面色转红，意识逐渐恢复，出现自主呼吸，瞳孔由大变小

记录	♦ 记录抢救开始及结束的时间、患儿的生命体征、抢救的过程及措施

各年龄阶段心肺复苏按压知识要点

年龄段	按压部位	按压手法	按压深度	按压频率/次·分⁻¹
新生儿	胸骨下1/3处（两侧乳头连线以下剑突以上位置）	双指按压法或双手环抱拇指按压法	胸廓前后径1/3	120
婴儿	两侧乳头连线正下方	双指按压法	4cm	100～120
儿童	胸骨中下1/3处	单手按压法	5cm	100～120
青少年		双手按压法	5～6cm	100～120

📝 **评 价**

（1）评估到位，确保安全。

（2）操作熟练，人工呼吸、胸外心脏按压部位准确规范，操作过程中注意观察患儿胸廓起伏。

（3）复苏有效，操作过程中患儿无损伤。

（4）心肺复苏有效指标：大动脉搏动恢复，面色转红，意识逐渐恢复，出现自主呼吸，瞳孔由大变小。

（5）抢救过程中患儿体温维持于正常水平，抢救成功后转入重症监护室继续观察。

⚠ **注意事项**

（1）评估环境，确保安全。

（2）患儿需平躺在地板或硬板上，摆复苏体位，患儿头、颈、躯干平直无弯曲，双手放在躯干两侧。

（3）判断患儿有无反应，有无呼吸或不能正常呼吸，颈动脉是否搏动，判断时间 5 ~ 10s。

（4）按压部位必须准确，胸骨中下 1/3 段，避免在剑突上。

（5）心肺复苏每 2min 评估心肺复苏效果。同时，胸外按压操作者与人工呼吸操作者进行轮换。心肺复苏有效的指标包括：大动脉搏动恢复，面色转红，意识逐渐恢复，出现自主呼吸，瞳孔由大变小。

↔ **知识拓展**

（一）黄金 4min

对于心跳呼吸骤停而言，现场抢救最重要，强调黄金 4min，即在 4min 内进行基础生命支持，并在 8min 内进行高级生命支持。

（二）学科前沿：儿童心肺复苏的重要变化

2015 版《美国心脏学会 CPR 和 ECC 指南》对儿童心肺复苏进行了一些更新，主要包括：

（1）胸外按压频率由"至少 100 次/分"改为"100 ~ 120 次/分"。因为按压频率过快（超过 140 次/分）可能导致按压幅度不足。胸外按压在整个心肺复苏中的目标比例为至少 60%。

（2）首次规定按压深度的上限。按压深度为胸廓前后径的 1/3，即婴儿 4cm、儿童 5cm、青少年及成人 5 ~ 6cm。按压深度不应超过 6cm，超过此深度可能会出现并发症。

（3）为保证每次按压后胸廓充分回弹，施救者在按压间隙双手应离开患儿胸壁。如果在两次按压之间，施救者依靠在患儿胸壁上会妨碍胸壁回弹。

操作评分标准

心肺复苏术技术操作评分标准

项目	技术操作要求	分值	扣分及原因	实际得分
准备质量标准 20 分	评估：①环境安全，排除不安全因素	5		
	②对患儿的评估与操作同步进行	5		
	护士：着装整洁	2		
	物品：备齐用物，应急状态	3		
	环境：安全	2		
	体位：仰卧位	3		
操作流程质量标准 60 分	判断意识到位，呼救，告知家长	3		
	体位符合要求	2		
	判断颈动脉搏动部位准确	3		
	胸外按压部位准确	5		
	按压深度、频率规范	8		
	判断呼吸	5		
	清理呼吸道，打开呼吸道	5		
	人工呼吸规范（口对口或使用人工复苏气囊）	8		
	胸外按压与人工呼吸次数的比例为单人 30：2，双人 15：2	2		
	5 个循环	8		
	再次判断颈动脉搏动和呼吸情况	4		
	观察面色、口唇，告知复苏效果	3		
	妥善安置患儿	2		
	清理用物，洗手，记录	2		
终末质量标准 20 分	复苏操作环境安全	3		
	胸外按压部位准确，操作规范	7		
	操作熟练，人工呼吸规范	7		
	与家长沟通好	3		
合计		100		

心肺复苏术技术

第八节　洗胃技术

洗胃技术是指将一定的液体通过胃管灌入胃腔内，混合胃内容物后利用重力、虹吸或负压的原理排出胃内毒物或潴留食物的一种方法。

目　的

（1）通过洗胃抢救中毒患儿，清除胃内容物，减少毒物吸收，利用不同的灌洗液中和解毒。
（2）减轻胃黏膜水肿，预防感染。
（3）手术或某些检查前准备。

护理评估

（1）评估患儿的意识、面色、瞳孔、生命体征，口、鼻腔黏膜有无损伤、炎症，有无禁忌证等。
（2）评估患儿的既往史、过敏史，毒物的种类、性质、量，中毒途径，中毒时间，是否呕吐，向患儿和家长做好解释工作。
（3）评估患儿的心理状态、合作程度及对洗胃的了解程度，必要时做好保护性约束。

操作前准备

（1）护士准备：仪表端庄，按要求着装，洗手，戴口罩，动作迅速。
（2）患儿准备：向患儿及家长解释洗胃的目的及过程，取得配合，缓解患儿紧张情绪。患儿取侧卧位或平卧位，头偏向一侧。
（3）物品准备：①治疗车上层准备治疗盘、弯盘、听诊器、手套、纱布2块、治疗巾、无菌棉签、液状石蜡棉球、胶带、一次性灌注器、20～50mL注射器、无菌治疗碗、试管、水温计、一次性胃管（根据年龄选择）、洗胃液、快速手消毒液，必要时备开口器、压舌板、牙垫、舌钳；②治疗车下层准备污物分类桶。
（4）环境准备：安全、安静、清洁，空气流通，拉好床帘，注意保暖，防止受凉。

操作流程及操作要点

遵医嘱 配制洗胃液	♦ 当毒物性质不明时，用温水或生理盐水洗胃 ♦ 服用强酸、强碱及其他腐蚀性毒物者严禁洗胃

▼

携用物至床旁	♦ 核对患儿身份正确，做好解释工作

摆体位	● 患儿取侧卧位或平卧位，头偏向一侧，防止误吸 ● 必要时可适当变换体位，以利毒物排出

清洁鼻腔	● 用手电筒协助观察鼻腔有无畸形、破损，选择通畅一侧，用棉签蘸清水清洁鼻腔或口腔

检查 测量胃管	● 患儿胸前铺治疗巾，置弯盘于口角旁 ● 戴手套后，取出胃管检查 ● 测量胃管长度并做好标记，插入深度可为前额发际—剑突或鼻尖—耳垂—剑突

润滑胃管	● 用液状石蜡棉球润滑胃管前端，可减少插入时的摩擦阻力

插入胃管	● 沿一侧鼻腔轻轻插入胃管 ● 到达咽喉部时，嘱患儿深呼吸并做吞咽动作（不能配合的小儿，将小儿头部抬起，使下颌靠近胸骨柄），帮助胃管进入胃内，插管过程中，持续观察患儿面色、呼吸，有无发绀 ● 如插管过程中发生呛咳、呼吸困难、发绀等情况，表示误入气管应立即拔出，休息后重插

确认胃管位置 固定	● 临床上单独或联合应用多种床旁方法来评估胃管的位置 　①用注射器抽吸胃液 　②注入空气，同时，用听诊器在胃部听到气过水声 　③胃管末端置于水杯中无气体逸出 ● 如需抽样化验，在冲洗前留取标本 ● 妥善固定

洗胃	● 先抽尽胃内容物，反复清洗，直至洗出液清亮、无渣、无气味 ● 洗胃过程中应注意变换体位，以利于毒物的排出，但无论何种体位，必须将头偏向一侧，防止误吸 ● 根据患儿年龄和体重，每次注入洗胃液为同年龄胃容量的 1/2，每次出入量基本相等 ● 洗胃中应注意观察洗出液的颜色、性状、气味及量，患者的生命体征及腹部情况，如患儿出现腹痛虚脱或洗出液含血性液、惊厥时应停止洗胃，告知医生处理

拔出胃管	● 反折胃管末端，用纱布包裹边拔边擦拭至咽部时，迅速拔出胃管置于弯盘

| 整理用物 | ◆ 擦净面部，撤除治疗巾，整理床单元 |
| | ◆ 协助患儿取舒适卧位 |

| 交代注意事项 | ◆ 向患儿及家长交代注意事项 |
| | ◆ 观察患儿面色、精神，有腹痛、腹胀等不适，应及时处理 |

处理用物	◆ 污物按规范处理，避免交叉感染
	◆ 洗手，记录洗胃时间，洗出液的颜色、气味、性质和量
	◆ 评估灌入量和排出量是否基本符合

评 价

（1）操作方法正确，动作熟练、轻巧。

（2）与患儿及家长沟通语言恰当，态度和蔼。

（3）患儿胃内毒物清除彻底，中毒症状得到缓解；未出现误吸及上消化道黏膜受损等并发症。

（4）无自行拔出胃管等自伤行为。

注意事项

（1）插入胃管时，如患儿有呛咳、呼吸困难，应立即拔出胃管。

（2）洗胃的最佳时间为中毒后 4 ~ 6h。但如中毒量大或所中毒物存在再次吸收，尽管时间超过 6h，仍有洗胃指征。

（3）一次灌入液量不宜过多，以防溶液从鼻腔内涌出引起误吸。每次注入洗胃液为同年龄胃容量的 1/2。

（4）保证出入量平衡，如出现急性胃扩张或洗胃液只进不出，检查胃管是否贴在胃壁，同时检查胃管是否堵塞。如果胃管堵塞，可用 20mL 注射器抽吸，如仍不通畅，需更换胃管重插。

（5）洗胃过程中注意观察患儿生命体征变化。呼吸、心脏骤停者，应先复苏，后洗胃。洗胃过程中，如出现呼吸、心脏骤停，应立即进行心肺复苏术。

（6）洗胃前应检查生命体征，如有呼吸道分泌物多或缺氧，应先吸痰，再插管洗胃。

（7）中毒物质不明时，应抽取胃内容物送检。洗胃溶液可暂时用温开水或等渗盐水，待毒物性质明确后再选用拮抗药洗胃。

知识拓展

（一）急性中毒的急救原则

（1）立即终止毒物接触。

（2）清除进入体内已被或尚未被吸收的毒物。

（3）促进已吸收的毒物排出体外。

（4）使用特效解毒剂。

（5）对症支持治疗。

（二）洗胃溶液的选择

根据医嘱，按毒物性质选择合适的洗胃溶液，常见的洗胃溶液选择如下。

（1）敌敌畏：2%～4%碳酸氢钠溶液、1%盐水、1∶20 000～1∶15 000高锰酸钾溶液。

（2）1605、1059、4049（乐果）：2%～4%碳酸氢钠溶液，禁忌高锰酸钾。

（3）百草枯：1%皂土溶液、2%碳酸氢钠溶液。

（4）酸性物：镁乳、蛋清水、牛奶。

（5）碱性物：蛋清水、牛奶、5%醋酸。

（6）抗凝血类灭鼠药：温水洗胃，硫酸钠导泻，禁忌碳酸氢钠。

（7）灭害灵（DDT）：温开水或生理盐水洗胃，50%硫酸镁导泻，禁忌油性药物。

（8）苯巴比妥类（安眠药）：1∶20 000～1∶15 000高锰酸钾溶液，硫酸钠导泄，禁忌硫酸镁。

（三）百草枯

百草枯是速效触灭型除草剂，接触土壤后迅速失活。可经消化道和呼吸道吸收。吸收后主要蓄积于肺组织，被肺泡Ⅰ型、Ⅱ型细胞主动摄取和转运，造成细胞破坏，最终因肺纤维致呼吸窘迫综合征死亡，死亡率约在90%以上。

（四）不同年龄段的胃容量

新生儿约为30～60mL，1～3个月为90～150mL，1岁为250～300mL，5岁为700～850mL，成人约为2 000mL。

操作评分标准

洗胃技术操作评分标准

项目	技术操作要求	分值	扣分及原因	实际得分
准备质量标准20分	评估：①患儿的意识、面色、瞳孔、生命体征，口、鼻腔黏膜有无损伤、炎症，有无禁忌证等	4		
	②患儿的既往史、过敏史和毒物的种类、性质、量，中毒途径，中毒时间，是否呕吐	4		
	③患儿的心理状态、合作程度、对洗胃的了解程度，必要时做好保护性约束	3		
	护士：仪表端庄，服装整洁，动作迅速，洗手，戴口罩	2		
	物品：物品齐全，放置合理	3		
	环境：安静、清洁、安全、空气流通，拉好床帘，注意保暖，防止受凉	2		
	体位：患儿取侧卧位或平卧位，头偏向一侧	2		

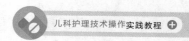
项目	技术操作要求	分值	扣分及原因	实际得分
操作流程质量标准60分	核对患儿信息，洗胃液名称，解释	4		
	调整患儿体位，保暖	3		
	连接相应液管	3		
	检查、清洁鼻腔	3		
	患儿颌下、胸前铺治疗巾，置弯盘于口角旁	3		
	戴手套后取出胃管，检查是否通畅	3		
	测量胃管插入长度	5		
	润滑胃管前端，自鼻腔或口腔插管动作轻柔	8		
	确认胃管在胃内，妥善固定	5		
	洗胃过程中应注意观察洗出液的性质、颜色、气味、量，患儿的生命体征及腹部情况，应注意变换体位，以利于毒物排出	6		
	洗胃完毕，正确拔出胃管，脱手套	6		
	擦净面部，撤除治疗巾，整理用物	3		
	协助患儿取舒适卧位，整理床单元，交代注意事项	4		
	正确处置用物，洗手，记录	4		
终末质量标准20分	操作方法正确，动作熟练、轻柔，食管、胃黏膜无损伤	4		
	执行核对制度	4		
	语言沟通恰当，注意保暖	4		
	选择胃管适宜，插管受阻时处置正确	3		
	洗胃彻底	5		
合计		100		

洗胃技术

第九节　有创呼吸机的使用与维护技术

　　呼吸机治疗亦可称为机械通气治疗，是指发生呼吸衰竭时，以机械装置代替或辅助呼吸的治疗手段，呼吸机治疗只是一种支持治疗，不能消除呼吸衰竭的病因，只为采取针对呼吸衰竭病因的各种治疗争取时间和创造条件。

目 的

呼吸机是一种预防和治疗呼吸衰竭，改善通气、纠正缺氧、防止二氧化碳潴留，减少并发症，挽救及延长患儿生命的至关重要的医疗设备。

护理评估

（1）患儿的病情、意识状态、合作程度、生命体征、体重、呼吸、血气、是否有使用呼吸机的指征、适应证、相对禁忌证、痰液的黏稠度及量。

（2）插管深度及管路的型号、有无气囊及气囊的压力、呼吸机性能是否完好。

操作前准备

（1）护士准备：仪表端庄，服装整洁，洗手，戴口罩。

（2）患儿准备：上机患儿床头抬高 30°~45°。

（3）物品准备：性能完好的呼吸机及配件（喉镜、叶片、气管导管、加温湿化装置）、型号适宜的呼吸机管路、供氧装置、吸痰器。①治疗车上层准备吸痰管、薄膜手套、快速手消毒液、膜肺、灭菌用水、50 mL注射器、小枕、简易呼吸气囊、插线板；②治疗车下层准备污物分类桶。

（4）环境准备：温、湿度适宜，安静安全，无有毒有害气体。

操作流程及操作要点（以PB840为例）

连接	● 电源、氧气源、空气源（或有自带空气压缩机）、湿化器电源	● 氧源和空气源连接要准确，湿化器加灭菌用水时要看最低水位线及最高水位线，湿化罐容量控制在1/2~2/3
↓		
连接	● 过滤器、呼吸机管路（不接膜肺，Y形口打开）、湿化瓶	● 若呼吸机回路与膜肺连接或Y形口封闭，错误连接后会出现"PROCEDURE ERROR"（程序错误）或报步骤错误，关机重新开机

开机	◆ 依次连接氧源及电源 ◆ 打开呼吸机电源开关"ON"开主机及空压机，按湿化器开关"ON"开湿化器	
自检	◆ 触摸屏幕上"SST"图标，按下呼吸机主机左侧的"TEST"键，呼吸机进入快速自检模式	◆ 按下"SST"图标后，必须在 5 s 内按下"TEST"键，否则不能进入自检模式，每步均需参看屏幕右下角英文说明，之后按"ACCEPT"键确认
自检设置	◆ 设置回路类型和湿化类型	◆ 回路类型有 3 种：成人（Adult）、儿童（Pediatric）、新生儿（需安装该选件） ◆ 湿化类型：HME（热湿交换器）、可加热型呼气管路、非加热型呼气管路，后两种要确认湿化罐容量，使用旋钮选择后按"ACCEPT"键应用
自检过程	◆ 流量传感器测试 ◆ 回路压力测试 ◆ 回路漏气测试 ◆ 呼气过滤器测试 ◆ 回路阻力测试 ◆ 顺应性校准	◆ "ACCEPT"（确定）键→封闭 Y 形口→"ACCEPT"键→检测中→连接湿化器（可选）→"ACCEPT"键→通过 ◆ 连在呼出段过滤器上的回路管路断开→"ACCEPT"键→连接呼气回路→"ACCEPT"键→通过 ◆ 打开 Y 形口→"ACCEPT"键→检测中→通过 ◆ 封闭 Y 形口→"ACCEPT"键→检测中→打开 Y 形口→"ACCEPT"键→通过 ◆ 所有检测通过后按"退出 SST"图标，呼吸机会自动重启 ◆ 结果有 3 种："警告""失败""通过"。当任何一个测试失败或警告时，要检查、处理原因并按"重做"图标，通过了才能按下一项测试

通气模式设置	♦ 新患者 ♦ 选择IBW ♦ 选择通气类型 ♦ 选择控制方式 ♦ 选择触发方式 ♦ 按继续键 ♦ 选择各参数并调节参数 ♦ ACCEPT	♦ IBW为标准体重，适用3.5～150kg，IBW小于24kg，适用儿童 ♦ 回路 ♦ 通气模式有4种：AC（辅助控制通气）、SIMV（同步间歇指令通气）、SPONT（自主通气）、BILEVEL（双水平气道正压通气） ♦ 通气类型：有创和无创两种，触发方式有压力和流量 ♦ （推荐）触发两种，控制方式有压力控制和容量控制两种 ♦ 主要参数设置： VT（潮气量）6～8mL/kg（推荐低潮气量），f（呼吸频率） 新生儿30～40次/分 婴儿及小儿20～30次/分 年长儿16～20次/分 FiO_2（氧浓度）＜50% PEEP（呼气末正压）2～12cmH₂O Vsens（流量触发灵敏度）1～3L/min，不超过5L/min 根据患儿潮气量调节，吸呼比（I:E）1:2～1:1.5 ♦ 通气过程中更改模式时，触摸"通气设置"图标，旋钮选择好后按"ACCEPT"
连接患者	♦ 呼吸机参数设置好后，按"ACCEPT"键应用，连接膜肺，进行试机，试机无异常等待连接患者	
撤机	♦ 先断开呼吸管路端与患儿的连接 ♦ 关闭主机电源开关、湿化器开关 ♦ 拔掉电源、气源 ♦ 拆下过滤器、管路	♦ 撤机前必须先断开与患儿的连接，禁止先关机后断开连接 ♦ 呼吸管路、呼气集水罐、呼气与吸气过滤器（消毒100次或使用一年后须更换）、连接管与接头、膜肺送CSSD消毒灭菌，若一次性直接丢弃 ♦ 呼吸机外围部件（包括触摸屏和伸缩吊臂）用湿布与中性皂液擦拭，不建议使用甲醛与苯酚消毒剂

呼吸机的维护：

（1）使用中的呼吸机主机、空气压缩机、机器外壁需每日用湿润的纱布（500mg/L含氯消毒剂）擦拭，屏幕可用75％乙醇稀释液擦拭，擦拭时应将纱布拧干，切勿使液体进入呼吸机内部。湿化器可用500mg/L的含氯消毒液浸泡消毒，浸泡30min；特殊病菌污染的浓度用1 000～2 000mg/L含氯消毒剂浸泡30~60min。湿化器的电器加温部分和温控传感器探头的金属部分用清洁的软湿擦布轻轻擦净，不能用消毒液浸泡，以免影响加热功能和降低其感温的准确性。使用过程中，一般72h清洁过滤网1次。流水冲洗或高压气流吹净均可，干燥后再安装。

（2）备用中的呼吸机每周按要求维护1次。

呼吸机污染严重时可用75％乙醇稀释液擦拭。进气口、出气口用75％乙醇棉签擦拭。

感染患者使用的呼吸机，须每日进行消毒维护至少2次，仪器面板或外壳用1 000mg/L含氯消毒剂擦拭消毒，消毒后再用干湿软布擦去消毒剂。仪器屏幕及导线用75％乙醇擦拭消毒，消毒后再用干湿软布擦去消毒剂。各种呼吸机主机使用5 000h或两年，必须请专业维修工程师进行保养维修，更换相关配件。

吸入和呼出端过滤器、湿化器、呼吸机管路每使用一个患者后必须送消毒供应中心消毒灭菌。

评 价

（1）患儿家长理解并配合使用呼吸机，使用效果好，达到预期效果，患儿氧饱和度始终处于90％以上。

（2）严格遵守无菌技术操作原则。

（3）保持气道通畅，患儿生命体征平稳。

（4）操作过程中动作要轻，以免损伤气道。

（5）操作方法正确、动作熟练，为患儿赢得生还的机会。

（6）呼吸机清洁干净无污渍、随时备用。

⚠ 注意事项

（1）清醒的患儿给以解释，躁动的患儿给以适当的镇静或约束。

（2）呼吸机管路连接正确。

（3）开机后先设置呼吸机参数，连接膜肺，进行试机，试机无异常等待连接患儿。

（4）保持湿化罐灭菌用水在所需刻度，保持吸入气温在34～41℃。

（5）保持集水杯处于低位，杯底处于朝下的方向，及时倾倒集水。

（6）调节呼吸机臂时先取下管路，以免将导管拉出。

（7）及时处理报警。

（8）定期更换呼吸机管路。

（9）撤机时先断开呼吸管路患儿端与患儿的连接，后关闭主机电源开关、湿化器开关，拔掉电源、气源。拆下过滤器、管路。

（10）合理消毒呼吸机及各种管路。

知识拓展

大部分呼吸机将第一级报警设置为连续的尖叫声报警，将第二级、第三级报警设为断续的、声音柔和的报警。报警应设置于对发现危急事件足够敏感而又不发生虚假报警的状态。

操作评分标准

有创呼吸机的使用与维护技术操作评分标准

项目	技术操作要求	分值	扣分及原因	实际得分
准备质量标准20分	护士：仪表端庄，服装整洁，熟练掌握呼吸机的操作流程	3		
	环境：安静、安全，无有毒有害气体	2		
	评估患儿：患儿的病情、意识状态、合作程度、呼吸道情况	8		
	物品：用物准备齐全，放置合理	5		
	体位：头充分后仰，口、咽、喉三点连线呈一直线	2		
操作流程质量标准70分	听到抢救呼叫，立即携用物至患儿床旁，呼唤姓名，判断呼吸；协助医生做心肺复苏及气管插管	5		
	开机顺序正确：先开气源，再开电源	2		
	洗手、根据患儿年龄及体重选择适宜的呼吸机管路连接	2		
	湿化器的检测：在湿化瓶中加入灭菌用水（低于水位线或高于水位线均扣分）	5		
	按照呼吸机提示进行自检	2		
	查看呼吸机参数设置			
	①潮气量设置：6～8mL/kg	2		
	②呼吸频率设置：20～30次/分	2		
	③氧浓度设置：一般长时间用氧不超过60%	2		
	④PEEP设置：2～12cmH$_2$O（婴幼儿）、根据血气结果调节连接膜肺，	2		
	通气正常后再连接患儿	2		

项目	技术操作要求	分值	扣分及原因	实际得分
操作流程质量标准70分	观察及评估患儿：胸腹运动、皮肤颜色、听诊呼吸双肺呼吸音、生命体征、SaO_2读数，意识变化，呼吸机有无漏气	20		
	气管导管带囊的应监测气囊的压力	5		
	撤机：撤机前必须先断开与患儿的连接，禁止先关机后断开连接	5		
	维护： ①呼吸管路、呼气集水罐、呼气与吸气过滤器（消毒100次或使用一年需更换）、连接管与接头、膜肺送CSSD消毒灭菌，若为一次性直接丢弃	2		
	②呼吸机外围部件（包括触摸屏和伸缩吊臂）用湿布与中性皂液擦拭，不建议使用甲醛与苯酚消毒剂	2		
	③空气进口过滤器使用250h或1个月需用中性清洁液清洗	2		
	协助患儿取舒适体位，安慰患儿，与家长沟通	2		
	整理用物	2		
	洗手	2		
	记录	2		
终末质量标准10分	争分夺秒抢救患儿，操作熟练	2		
	患儿体位正确，呼吸道通畅	2		
	生命体征平稳，脱离危险	2		
	及时处理呼吸机报警	2		
	呼吸机维护正确	2		
合计		100		

有创呼吸机的使用与维护技术

第十节　有创动脉血压监测技术

有创动脉血压监测技术是指将动脉导管置入动脉内直接监测动脉血压的方法，正常情况下其值略高于无创血压。与无创血压相比，有创血压可以获得连续、可靠、准确的数值，且不受袖带宽度、松紧度以及患儿脉搏强弱和快慢的影响。

目 的

适用于休克、重症疾病、严重的周围血管收缩、进行大手术或有生命危险手术患儿的术后监护、其他存在高危情况患儿的监护，提供连续、可靠、准确的血压监测数据。

护理评估

（1）评估患儿年龄、病情、凝血功能、过敏史、意识、呼吸、合作程度、肢体活动能力。
（2）评估患儿有无禁忌证。
（3）评估患儿穿刺部位皮肤情况。
（4）采用Allen试验或改良Allen试验评估尺、桡动脉循环情况。

操作前准备

（1）护士准备：按要求着装，洗手，戴口罩，戴手套。
（2）患儿准备：①取平卧位，躁动患儿给予镇静、约束；②部位选择为桡动脉（首选）、肱动脉、头皮动脉、足背动脉、股动脉。
（3）物品准备：①治疗车上层准备治疗盘（型号合适的套管针、透明敷料、无菌手套、无菌治疗巾、胶布、肝素液、生理盐水100 mL、无菌棉签、安尔碘、50 mL注射器、无菌纱布），心电监护仪（以PM 9000为例），动脉测压装置（连接线、加压袋、压力传感器），小夹板，微量泵，延长管，弹力绷带、约束带；②治疗车下层准备锐器盒，污物分类桶。
（4）环境准备：干净、整洁、光线明亮，符合无菌技术操作原则，必要时使用屏风遮挡。

操作流程及操作要点

核对	♦ 核对医嘱、床号、姓名、手腕带，携用物至床旁
解释	♦ 解释动脉穿刺测压的目的和意义，以取得患儿及家长同意，并签知情同意书
冲洗装置准备	♦ 冲洗液配制：生理盐水50 mL加肝素（12 500 U）1支，取上液0.2 ~ 0.4 mL溶于生理盐水50 mL配为冲洗液（浓度为1 ~ 2 U/mL） ♦ 准备压力传感器，排尽气体，确保压力传感器充满液体

动脉穿刺	♦ 手消、戴无菌手套、铺治疗巾 ♦ 摆体位：患儿平卧、前臂伸直抬高、略外展。掌心向上固定腕部，垫纱布卷于手背屈曲呈反弓状、手腕背屈 60° ♦ 定位：桡骨茎突内侧 1cm 与腕横纹上 1cm 交界处为动脉搏动最明显处，穿刺点在搏动最明显处远端 0.5cm 处 ♦ 消毒：以穿刺点为中心，常规消毒皮肤 5 ~ 10cm ♦ 麻醉（必要时）：利多卡因局部麻醉 ♦ 穿刺：穿刺者立于患儿穿刺侧，戴无菌手套，左手食指、中指触摸桡动脉搏动，右手持套管针，针尖与皮肤成 30° ~ 40° 角进针，见血降低角度，再进 1 ~ 2mm。将外套管置入血管腔内，拔出针芯
连接	♦ 血流通畅后，连接已经预充好的压力传感器，将生理盐水和传感器相连 ♦ 校零，换能器零点水平在第四肋间平腋中线。调节心电监护仪上校零界面，打开三向阀，关闭患儿端（"off"键对准患儿端），点击监护仪屏幕上的校零键校零。校零成功后，把"off"键对向通气阀方向，设置合理报警限，密切观察波形变化，校零频率为每 4 小时 1 次
固定	♦ 用无菌敷料固定穿刺部位 ♦ 用小夹板固定患儿手腕部背侧，必要时用约束带固定患儿穿刺侧上肢 ♦ 固定压力传感器，与患儿右心房呈水平方向（与患儿腋中线呈水平方向）
持续冲洗管路	♦ 用微量泵将含肝素 2U/mL 的生理盐水以 1 ~ 2mL/h 进行冲洗
操作后处置	♦ 整理床单元，取舒适体位，用物按医疗垃圾处理 ♦ 手消，记录

🗒 评 价

（1）准确执行无菌技术操作和核对制度。

（2）操作规范、熟练、轻柔。

（3）妥善固定，保持测压管通畅，换能器零点位置与第四肋间呈水平方向。

（4）严防动脉血栓形成及气栓发生。

（5）穿刺部位有渗血、渗液时，及时更换无菌敷料，动态评估患儿，及时拔管。

注意事项

（1）保持管道通畅：妥善固定穿刺针、延长管、测压肢体，防止受压、扭曲，肝素盐水或生理盐水持续冲洗测压管路。

（2）防止动脉内血栓形成：尽量减少三通接头与肝素帽的使用，持续肝素盐水冲管，抽血后冲净管路，如有血栓不可强行推入，尽早拔管。

（3）防止动脉内气栓形成：取血、校零过程中避免气体进入。

（4）防止局部出血、血肿：管路拔除后压迫止血 15 ～ 30min，按压穿刺口近心端 1cm 处。

（5）预防感染：穿刺部位有渗血、渗液时，及时更换无菌敷料，动态评估患儿，及时拔管。

（6）妥善固定，加强巡视，防止抓脱导致出血不止。

（7）密切观察肢端颜色、温度、末梢血运（大鱼际是桡动脉终末动脉供血），发现异常及时处理。

（8）正压拔管：拔管时待血流冲出局部微小血栓后再压迫止血。

知识拓展

（一）Allen 试验操作方法

（1）操作者用双手同时按压桡动脉和尺动脉。

（2）嘱患儿反复用力握拳和张开手指 5 ～ 7 次至手掌变白。

（3）松开对尺动脉的压迫，继续保持对桡动脉的压迫，观察手掌颜色变化。若手掌颜色 5s 之内迅速变红或恢复正常，即 Allen 试验阴性，表明尺动脉和桡动脉间存在良好的侧支循环，可以行桡动脉穿刺；若 5s 后手掌颜色仍苍白，即 Allen 试验阳性，表明手掌侧支循环不良，不宜进行桡动脉穿刺。

（二）有创动脉血压监测适应证

（1）各类危重患者、循环功能不全、体外循环下心内直视手术、大血管外科、脏器移植等可能术中大失血的手术。

（2）严重低血压、休克或者无创血压难以监测者。

（3）严重高血压、创伤、心梗、心衰、多脏器功能衰竭者。

（4）手术中需要控制性降压、低温麻醉、血液稀释等。

（5）需要反复抽动脉血气分析时。

（6）选择性造影、动脉插管化疗时。

（三）有创动脉血压监测禁忌证

（1）凝血功能障碍：对已使用抗凝剂患者，最好选用浅表且处于肢体远端血管。

（2）患有血管疾病的患者，如脉管炎等。

（3）手术操作涉及同一部位。

（4）Allen 试验阳性者禁忌行桡动脉穿刺测压。

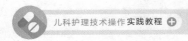

操作评分标准

有创动脉血压监测技术操作评分标准

项目	技术操作要求	分值	扣分及原因	实际得分
准备质量标准 20分	评估：①评估患儿年龄、病情、凝血功能、过敏史、意识、呼吸、合作程度、肢体活动能力	3		
	②评估患儿有无禁忌证	2		
	③评估患儿穿刺部位皮肤情况	2		
	④采用Allen试验或改良Allen试验评估尺动脉、桡动脉循环情况	4		
	环境：干净、整洁、明亮、符合无菌技术操作	2		
	护士：按要求着装，洗手，戴口罩	2		
	物品：物品齐全，放置合理	3		
	患儿：协助患儿取平卧位	2		
操作流程质量标准 60分	核对医嘱	2		
	正确配制肝素盐水	3		
	核对患儿信息，解释	3		
	患儿取合适体位	2		
	正确连接冲洗装置	5		
	消毒穿刺部位皮肤，直径5～10cm	5		
	手消，戴无菌手套，铺治疗巾	5		
	动脉穿刺符合要求	6		
	正确连接动脉测压管路	4		
	传感器校零正确	4		
	动脉测压管路固定稳妥	4		
	持续冲洗测压管正确	4		
	再次核对	3		
	协助患儿取舒适的体位	2		
	向家长交代注意事项	3		
	正确处置用物	2		
	洗手，记录	3		
终末质量标准 20分	操作方法正确，动作熟练、轻柔	5		
	执行核对制度	5		
	严格执行无菌技术操作原则	5		
	语言沟通恰当	5		
合计		100		

有创动脉血压监测技术

第十一节 中心静脉导管维护技术

中心静脉导管（CVC）是通过皮肤穿刺进入上下腔静脉并保留的静脉导管，一般可使用数天至数周。它可适用于全胃肠外营养（TPN）、高渗、刺激性液体的输注及中心静脉压监测，禁用于局部皮肤破损或感染及出血倾向的患儿。CVC的穿刺常由麻醉师、医师进行操作，护士仅进行置管的配合、使用及维护。由于儿童的血管解剖位置及结构处于生长发育过程中，所以在进行中心静脉导管穿刺时更易产生并发症。

目 的

（1）保持中心静脉导管清洁、无菌，预防感染。
（2）固定导管、保持导管通畅，防止堵管。

护理评估

（1）评估中心静脉导管固定情况，导管是否通畅。
（2）评估穿刺点局部和敷料情况，查看贴膜更换时间、置管时间、导管外露长度、测量臂围及数值比较。

操作前准备

（1）护士准备：按要求着装，洗手，戴口罩。
（2）患儿准备：患儿取合适体位。
（3）用物准备：①治疗车上层准备CVC换药包，如没有专用换药包，治疗盘内需备皮尺、治疗巾、10 mL注射器、头皮针、生理盐水、无菌手套、清洁医用胶布、无菌棉球、碘伏或2%葡萄糖酸氯己定乙醇溶液、无菌纱布、75%乙醇、无菌敷贴、肝素帽/无针接头、10 U/mL肝素盐水、快速手消毒液、换药盘、弯盘2个、持物钳2把；②治疗车下层准备锐器盒、污物分类桶。
（4）环境准备：干净、整洁、明亮、符合无菌技术操作。

操作流程及操作要点

核对 解释	◆核对床号、姓名、腕带 ◆解释操作目的及过程

携用物至床旁	♦ 协助患儿取舒适的体位，暴露穿刺部位，痰液多者先吸痰，躁动患儿予以镇痛、镇静，注意保暖

∨

更换无针接头	♦ 手消，打开换药包，正确投放无菌物品，分别倾倒消毒溶液，铺无菌治疗巾 ♦ 手消，戴无菌手套。助手协助，抽取 10 mL 生理盐水注射液，预冲新无针接头（或肝素帽）备用 ♦ 移去旧无针接头（或肝素帽） ♦ 酒精棉片包裹多方位擦拭无针接头（或肝素帽）15 s 以上 ♦ 连接预冲好的无针接头（或肝素帽）；抽回血评估导管，用脉冲方式冲洗导管，正压封管，夹闭锁扣

∨

去除旧敷料	♦ 沿导管四周向心性自下而上 0° 或 180° 揭开透明敷料

∨

观察皮肤、 导管情况	♦ 观察穿刺点有无异常 ♦ 穿刺点导管刻度和局部皮肤情况 ♦ 查看导管外露长度，如有外滑，不可回送 ♦ 观察局部皮肤是否有红、肿、热、痛、皮疹及有无分泌物等感染、过敏症状，如果出现感染症状，需做细菌培养，通知医师，并做记录

∨

消毒	♦ 更换无菌手套 ♦ 以穿刺点为中心用碘伏或 2% 葡萄糖酸氯己定乙醇溶液螺旋式（顺时针、逆时针、顺时针)消毒皮肤三遍，消毒范围>敷贴范围，消毒导管，包括外固定翼，待干

∨

固定	♦ 再次查看导管刻度 ♦ 将敷料中心点对准穿刺点无张力粘贴、塑形、抚平贴膜 ♦ 妥善固定 ♦ 脱手套，手消

∨

操作后处置	♦ 整理用物及床单元，交代注意事项 ♦ 处置用物，洗手，记录

▤ 护理评估

（1）CVC 置管处敷料清洁干燥、无卷边。

（2）穿刺点无渗液、渗血，无堵管。

⚠ 注意事项

（1）严格执行无菌技术操作原则。

（2）记录更换敷料日期、时间及导管刻度、异常情况。

（3）冲管和封管使用10mL及以上注射器，冲管用力适度，采用脉冲、正压封管的方式。

（4）凝血功能障碍时，遵医嘱使用肝素液的浓度。

（5）冲管条件：输血或血制品及输注TPN后；通过静脉导管采血后；输注不相溶液体或药物前后；连续输液24h以上者，每24h冲管一次。

（6）告知家长，嘱患儿穿宽松衣物，更换时勿牵拉、拖拽导管。

知识拓展

（一）CVC堵管处理方法

（1）准备20mL注射器抽取少量等渗盐水，再准备20mL注射器一支、含尿激酶5000U/mL注射器1个（抽取0.5mL）、三通1个。

（2）消毒后将三通连接在CVC上，将20mL注射器和1mL注射器连接于两端。

（3）先关闭1mL注射器端，打开20mL注射器端，回抽10mL在管腔内形成负压。

（4）关闭20mL注射器端，打开1mL注射器端，使尿激酶进入管腔内，关闭三通，使药物停留30min。

（5）打开20mL注射器，回抽。观察有无回血，如有回血，则将尿激酶和血块抽出，再用20mL生理盐水冲管后接液体；如无回血，则重复操作（至多2次），持续无回血报告医生，询问是否需重新置管。

（二）封管液浓度

小儿：10U/mL，成人：100U/mL。

在撤除CVC时，应戴手套，拆除缝线后拔管。嘱可以配合的患儿做Valsalva动作（用力呼气后屏气），可降低导管拔除时产生空气栓塞的风险。待导管完全拔出后，按压止血并贴上密闭式敷料。24h后更换敷料并观察局部情况。

操作评分标准

中心静脉导管（CVC）维护技术操作评分标准

项目	技术操作要求	分值	扣分及原因	实际得分
准备质量标准20分	评估：①评估中心静脉导管固定情况，导管是否通畅	5		
	②评估穿刺点局部和敷料情况，查看贴膜更换时间、置管时间、导管外露长度、测量臂围及数值比较	5		
	环境：干净、整洁、明亮、符合无菌技术操作	3		
	护士：按要求着装，洗手，戴口罩	2		
	物品：物品齐全，放置合理	3		
	患儿：患儿取合适体位	2		

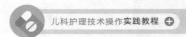

项目	技术操作要求	分值	扣分及原因	实际得分
操作流程质量标准60分	携用物至床旁，核对床号姓名，解释操作的目的，注意事项及配合要求	3		
	手消，打开换药包，正确投放无菌用品，分别倾倒消毒溶液	3		
	协助患儿取舒适体位，暴露穿刺部位，铺无菌治疗巾	3		
	手消，戴无菌手套，助手协助，抽取15 mL生理盐水注射液，预冲无针接头（或肝素帽）备用	5		
	无菌纱布包裹取下原有无针接头（或肝素帽），乙醇棉片包裹用力多方位擦拭消毒接头的横切面及外围至少15 s，连接预冲好的无针接头（或肝素帽）	5		
	抽回血评估导管用脉冲方式冲洗导管，夹闭锁扣，正压封管方法正确	5		
	沿导管四周向心性0°或180°揭开透明敷料	3		
	观察穿刺点及周围皮肤情况、导管情况	2		
	手消，更换无菌手套	3		
	碘伏或氯己定棉球消毒皮肤方法正确	6		
	碘伏或氯己定消毒导管，包括外固定翼	3		
	再次查看导管刻度	2		
	无张力贴膜	5		
	脱手套，注明更换敷料的日期、时间、责任者	3		
	妥善固定导管	3		
	整理用物及床单元，交代注意事项	2		
	处置用物符合规范	2		
	洗手、记录	2		
终末质量标准20分	动作熟练、轻巧	5		
	操作方法规范	5		
	执行核对制度和无菌技术操作原则	5		
	用物、污物处理得当	5		
合计		100		

中心静脉导管维护技术

第十二节　小儿保护性约束技术

由于婴幼儿年龄小、理解力低、疼痛、烦躁等，在实际诊疗护理工作中其配合程度低，极易发生意外，因此选择适合这个年龄段的身体约束工具尤为重要。

目　的

使用专用的器具限制患儿部分或全部肢体的行动或躯体的移动，适用于需要限制活动，或是限制局部肢体活动的患儿，手术中、术后麻醉未清醒患儿，躁动不配合治疗、护理的患儿。禁用于局部皮肤完整性受损、肢体活动异常的患儿。

护理评估

（1）患儿年龄、病情、意识、配合程度。
（2）约束部位皮肤有无红肿硬结、破损及瘢痕，四肢循环状况，肢体活动度。

操作前准备

（1）护士准备：仪表端庄，服装整洁，洗手，戴口罩。
（2）患儿准备：向患儿及家长解释约束的目的及过程，取得配合。
（3）物品准备：①治疗车上层准备床单或大毛巾、约束带、棉垫、小夹板、布质并指手套、2.5kg重沙袋、布套；②治疗车下层准备污物分类桶。
（4）环境准备：安全、安静、舒适、整洁，必要时用屏风遮挡，请无关人员回避等。

操作流程及操作要点

准备	●遵医嘱做好约束前的物品准备 ●患儿病情、年龄、意识、活动能力、心理状态 ●约束部位皮肤和四肢循环状况 ●约束用具及约束方法
携用物至床旁	●向患儿及家长说明约束的目的，取得配合 ●操作前核对，确认患儿

采取不同的 约束方法	♦ 全身约束法 　①将大毛巾折叠，宽度相当于患儿肩至踝，长度可以稍长，能包裹患儿两圈半左右 　②将患儿平卧于大毛巾上，用一侧的大毛巾从肩部绕过前胸紧紧包裹患儿身体，至对侧腋窝处掖于身下；再用另一侧大毛巾绕过前胸包裹身体，将大毛巾剩余部分塞于身下 ♦ 手或足约束法 　①用棉垫包裹手足，将绷带打成双套结，套在棉垫外拉紧，使肢体不能脱出，但不影响血液循环，将绷带系于床沿 　②将患儿手或足垫上棉垫置于约束带短边中间，将短边两端绕手腕或踝部对折后系好，松紧度以手或足不易脱出且不影响血液循环为宜；将约束带长边系于床缘 ♦ 腕、肘部约束法 　①折叠床单，宽度超过肩部到指尖的距离 　②将患儿放在床单中央，将床单一边穿过腋下紧紧包裹患儿手臂后压于后背，床单另一边穿过腋下紧紧包裹患儿手臂后将多余部分压于背下 ♦ 手部约束法：五指并拢，套上手套，在腕部系好带子，必要时约束系带固定于床缘 ♦ 肩部约束法 　①暴露患儿双肩 　②在双侧腋下垫棉垫 　③将约束带置于患儿双肩下，两侧分别穿过患儿腋下，在背部交叉后固定于床头 ♦ 沙袋约束法：沙袋摆放的位置决定约束固定的部位 　①将两个沙袋摆放在头部两侧可以固定头部，防止其转动 　②将沙袋放于患儿背后可以使其侧卧，避免翻身 　③将两个沙袋分别放于患儿两肩旁，压在棉被上可以防止患儿踢开被子，有助于保暖
交代注意事项	♦ 告知家长不能随意松开约束
观察 记录 处理	♦ 洗手，记录约束时间，签名 ♦ 约束中加强巡视，注意约束带松紧度要适宜，以能伸入一指为宜 ♦ 约束期间，随时注意观察约束部位皮肤颜色、温度，掌握血液循环情况 ♦ 保持患儿姿势舒适，定时给予短时的姿势改变，减少疲劳

评　价

（1）操作方法正确，动作熟练、轻巧、准确、稳重。

（2）与家长沟通语言恰当、态度和蔼。

（3）约束得当、体位舒适。

⚠ 注意事项

（1）约束中加强巡视，注意约束带松紧度要适宜，以能伸入一指为宜。极度消瘦或血液循环障碍者，用小毛巾包裹于约束部位保护。

（2）约束期间，随时注意观察约束部位皮肤颜色、温度，掌握血液循环情况。

（3）保持患儿姿势舒适，定时给予短时的姿势改变，减少疲劳；定时放松约束带，适当缓解局部皮肤，必要时按摩约束肢体。

♂ 操作评分标准

小儿保护性约束技术操作评分标准

项目	技术操作要求	分值	扣分及原因	实际得分
准备质量标准20分	评估：①患儿病情、心理状态及意识状态、肢体活动度	3		
	②约束部位皮肤色泽、温度及完整性	3		
	③需要使用护具的种类和时间	3		
	④向患儿和家长解释约束的必要性，护具的作用及使用方法，取得配合	3		
	护士：①仪表端庄，服装整洁	2		
	②洗手，戴口罩	2		
	物品：备齐用物，放置合理	2		
	环境：安静、舒适、安全、清洁	2		
操作流程质量标准60分	核对患儿信息	5		
	肢体约束法：			
	①暴露患儿腕部或者踝部	2		
	②用棉垫包裹腕部或踝部	4		
	③将保护带打成双套结套在棉垫外，稍拉紧，使之不松脱，将保护带系于两侧床缘	4		
	④为患儿置舒适体位、整理床单元及用物	4		
	⑤洗手、记录	3		
	肩部约束法：			
	①暴露患儿双肩，将约束带置于患儿双肩下	4		
	②将患儿双侧腋下垫棉垫，双侧分别穿过患儿腋下	4		
	③在背部交叉后分别固定于床头	4		
	④为患儿置舒适体位、整理床单位及用物	4		
	⑤洗手、记录	3		
	全身约束法：（多用于新生儿的约束）			
	①将大毛巾折叠，宽度相当于患儿肩至踝，长度可以稍长，能包裹患儿两圈半左右	4		
	②将患儿平卧于大毛巾上，用一侧的大毛巾从肩部绕过前胸紧紧包裹患儿身体，至对侧腋窝处掖于身下；再用另一侧大毛巾绕过前胸包裹身体，将大毛巾剩余部分塞于身下	4		
	③如新生儿过分活动，可用绷带系好	4		
	④为患儿置舒适体位、整理床单元及用物	4		
	⑤洗手、记录	3		

续表

项目	技术操作要求	分值	扣分及原因	实际得分
终末质量标准20分	操作方法正确，动作熟练、轻巧、准确、稳重 与患儿沟通语言恰当、态度和蔼 理论提问（注意事项内容）	5 5 10		
合计		100		

小儿保护性约束技术

第十三节　经鼻持续气道正压通气（CPAP）技术

小儿重症肺炎属于临床常见的儿科疾病，容易造成急性肺损伤，病情较重，是婴幼儿主要的死亡原因。因此，在重症肺炎早期识别患儿呼吸功能衰竭并及时采取救治手段对挽救患儿生命具有重要意义。鼻塞式CPAP治疗可以让患儿肺组织氧分压升高，二氧化碳分压降低。操作简便、临床应用价值较高。

目　的

使患儿在呼气末保持肺泡正压，增加功能残气量，防止肺泡发生萎陷，改善通气和换气功能。

护理评估

（1）患儿病情，有无自主呼吸，合作程度。

（2）患儿口鼻腔黏膜情况。

（3）患儿血压、末梢循环情况。

操作前准备

（1）护士准备：按要求着装，洗手，戴口罩。

（2）患者准备：协助患儿取平卧位。

（3）物品准备：CPAP呼吸机性能完好，①治疗车上层准备呼吸机管路、湿化瓶、适合型号鼻塞、人工皮、灭菌用水、无菌棉签、生理盐水、胶布、剪刀、快速手消毒液；②治疗车下层准备污物分类桶。

（4）环境准备：安静、安全、整洁、光线适宜。

操作流程及操作要点（以 PN-4000 为例）

核对医嘱	◇ 接到医嘱后，核对并执行医嘱，核对给氧方式
携用物至床旁	◇ 检查用物是否备齐、CPAP呼吸机性能，核对呼吸机管路消毒有效期 ◇ 携用物至床旁，核对床号、姓名、腕带
安装呼吸机	◇ 打开灭菌用水，加灭菌用水至湿化器水位线以下，安装湿化器，手消，打开呼吸机管路外包装，安装呼吸机管路，安装鼻塞
固定鼻塞	◇ 将连接好的呼吸机管路置于支架固定 ◇ 连接电源 ◇ 接通氧气 ◇ 先开压缩机 ◇ 再开主机 ◇ 调节参数 ◇ 手消，生理盐水棉签清洁双侧鼻腔 ◇ 贴鼻腔防压垫、面颊胶体敷贴 ◇ 调整通气管路与患儿体位，注意压力方向正确，压力适宜 ◇ 将CPAP呼吸机管路鼻塞插入鼻腔并将鼻塞妥善固定于鼻翼两侧 ◇ 手消，记录
加强巡视 评估患儿	◇ 加强巡视，有效正压通气，防止鼻塞脱落，及时加灭菌用水 ◇ 评估患儿呼吸是否改善 ◇ 动态评估患儿病情，尽早撤机
撤机	◇ 核对医嘱 ◇ 核对床号、姓名、腕带 ◇ 洗手 ◇ 取出鼻塞 ◇ 取CPAP呼吸机管路 ◇ 关主机 ◇ 断开氧气 ◇ 关压缩泵 ◇ 拔除电源 ◇ 移除防压鼻腔贴、面颊胶体敷贴 ◇ 生理盐水棉签清洁双侧鼻腔 ◇ 评估患儿鼻腔黏膜、面颊皮肤及呼吸情况，遵医嘱继续给予生命支持治疗

操作后处置	◆ 协助患儿取平卧位，整理床单元 ◆ 呼吸机及管路进行终末处理 ◆ 洗手，记录

评 价

（1）CPAP呼吸机能否正确开机、关机。

（2）能否准确调节参数。

（3）观察患儿呼吸改善情况。

（4）进行皮肤评估，是否有压伤、破损。

（5）能否及时、正确地处理CPAP呼吸机报警、故障。

注意事项

（1）做好洗手，以防污染呼吸机管路。

（2）选择大小合适的鼻塞，以免影响治疗效果。

（3）管路与患儿连接端要妥善固定，以免造成压疮。

（4）加强巡视，有效正压通气，以防鼻塞脱出，及时添加灭菌用水。

（5）鼻部采用人工皮保护鼻部皮肤和鼻中隔，检查鼻部有无压迫引起皮肤坏死或鼻中隔破损等。

（6）遵医嘱调节参数，方可连接患儿。

（7）每小时观察CPAP呼吸机的压力和氧浓度，压力 $4 \sim 8 cmH_2O$，氧浓度根据患儿情况逐步下调，当压力 $< 4 cmH_2O$，氧浓度接近 21% 时，需考虑是否尝试停止CPAP呼吸机。

知识拓展

（一）使用CPAP常见的并发症

（1）腹胀：无创通气过程中，患儿容易因吞咽空气而引起腹胀，严重者可阻碍膈肌运动对呼吸造成影响。腹胀在出生体重较轻的早产儿中尤其多见，可能与早产儿肠蠕动功能不成熟有关。为防止CPAP治疗时患儿出现腹胀，可置胃管排气。

（2）鼻腔黏膜损伤：若病情允许，每隔 $4 \sim 6h$ 或按需松动鼻塞休息 $15 \sim 20min$，观察鼻中隔有无破损。

（二）使用CPAP呼吸机的禁忌证

（1）无自主呼吸或自主呼吸较弱和因严重颅内出血等导致频繁的中枢性呼吸暂停的患儿禁用。

（2）停机前，建议先切断供给气源，将氧气浓度值调整到 21% 位置，流量值调整到关闭状态。

（3）停机后，拆除各种管路消毒备用。设备表面进行清洗、防尘。

（4）设备表面用500mg/L含氯消毒液擦拭，防止液体进入设备内。

（5）使用1h以后进行血气分析，根据血气结果遵医嘱调节CPAP呼吸机参数。

（6）新生儿氧分压维持在60mmHg即可，婴幼儿可在60～80mmHg。

操作评分标准

经鼻持续气道正压通气（CPAP）技术操作评分标准

项目	技术操作要求	分值	扣分及原因	实际得分
准备质量标准20分	护士：着装整洁，洗手，戴口罩	3		
	用物：治疗车、CPAP呼吸机、呼吸机管路、湿化瓶、适合型号鼻塞、棉签、生理盐水、胶布、剪刀、手消液	7		
	患儿：①评估患儿呼吸情况	5		
	②评估患儿的皮肤及鼻腔情况	5		
操作流程质量标准60分	备齐用物至床旁，核对床号、姓名、手腕带	4		
	打开蒸馏水瓶口、消毒瓶口，加蒸馏水至湿化器水位线以下，正确安装湿化器	4		
	手消	2		
	打开呼吸机管路外包装，安装呼吸机管路，确保无污染	5		
	将连接好的呼吸机管路置于专用支架固定	3		
	连接电源及氧气	4		
	先开压缩泵的开关，再开主机开关	4		
	准确调节参数	3		
	贴鼻腔防压垫、面颊胶体敷贴，选择合适鼻塞	5		
	呼吸机运行正常后，将呼吸机与患儿连接并妥善固定	5		
	及时巡视，有效正压通气	5		
	评估患儿呼吸情况，尽早撤机	4		
	移除鼻腔防压垫、面颊胶体敷贴	3		
	准确记录	5		
	关机程序正确，按消毒原则处理用物	4		
终末质量标准20分	掌握正确的开机、关机流程，准确调节参数	5		
	观察患儿呼吸改善情况，皮肤无压伤、破损	5		
	监测气道峰压（PIP）、呼气末正压（PEEP），防止肺压伤	5		
	按消毒原则处理用物	5		
合计		100		

经鼻持续气道正压通气（CPAP）技术

第十四节　鼻饲技术

胃管插管属于临床治疗过程中应用较为广泛的操作之一。早产儿因吸吮、吞咽以及胃肠蠕动功能尚未发育完全，一经娩出后无法立即通过口喂养，需实施鼻饲喂养。

目　的

经口不能摄取食物的患儿，需通过胃管灌注流质食物、水分和药物，以维持患儿营养和治疗的需要。

护理评估

（1）患儿的病情，合作程度。
（2）口腔、鼻腔的情况，黏膜有无肿胀、炎症，鼻中隔有无偏曲、息肉等，既往有无鼻部疾患。
（3）患儿家长对鼻饲的心理反应。

操作前准备

（1）用物准备：①治疗车上层准备一次性压舌板、一次性胃管、注射器、一次性治疗巾、无菌手套、无菌棉签、无菌纱布、胶布（必要时备人工皮）、手电筒、听诊器、弯盘、奶液（38～40℃）、温开水适量、水温计、按需准备口腔护理用物；②治疗车下层准备污物分类桶。
（2）患儿准备：向患儿家长解释鼻饲技术的目的及过程，取得配合。
（3）环境准备：安全、安静、清洁，必要时用屏风遮挡，请无关人员回避等。

操作流程及操作要点

准备	♦洗手，戴口罩，遵医嘱配制奶液 ♦配奶时注意核对床号、姓名、奶量、种类、途径
携用物至床边	♦携用物至患儿床边，操作前核对腕带、床号、姓名、年龄
取合适体位	♦协助患儿取仰卧位，头偏向一侧 ♦将治疗巾围于患儿的颌下，弯盘置于便于取用处
检查并清洁鼻腔、口腔	♦用手电筒或压舌板协助观察鼻腔有无畸形、破损，选择通畅一侧，用棉签蘸清水清洁鼻腔、口腔

检查 测量胃管	◦ 戴无菌手套，取出胃管，测量胃管插入的长度，并标记胃管插入长度 ◦ 一般为前额发际至胸骨剑突处或由鼻尖经耳垂至胸骨剑突处的距离。经口 　插入测量方法：耳垂到鼻尖到剑突
润滑胃管	◦ 少许温开水润滑胃管前端，可减少插入时的摩擦阻力 ◦ 不可用石蜡油润滑，防止误入气管，引起吸入性肺炎
插入胃管	◦ 轻轻插入胃管，如插管过程中出现恶心、呕吐，可暂停插入 ◦ 如出现呛咳、呼吸困难、面色发绀现象时，表明误入气管，应立即拔除， 　休息片刻后重新插入
检查胃管是否在 胃内	◦ 在胃管末端连接注射器抽吸，有胃液抽出，证实胃管在胃内 ◦ 置听诊器于患儿胃部，快速经胃管向胃内注入少量空气，听到气过水声 ◦ 将胃管末端置于盛水的治疗碗中，无气泡逸出
固定胃管	◦ 小块人工皮贴，采用"高举平台法"用胶布固定
注入奶液	◦ 将备好的奶液缓慢注入（滴入）胃管 ◦ 每次鼻饲前应证实胃管在胃内并通畅，抽吸胃液 ◦ 观察胃潴留情况：鼻饲时应根据患儿情况选择补足余量或继续喂养，潴留 　量小于医嘱量的 25％ 忽略不计，潴留量小于 50％ 补足奶量，潴留量大于 　50％ 停奶一次 ◦ 测试奶液温度 ◦ 重力鼻饲要点：注射器拔出针栓，空针筒接胃管接口，将奶液倒入，以重力 　自然缓慢流入胃管
封闭胃管末端	◦ 注入少许温开水冲净胃管，封闭胃管末端
贴胃管标识	◦ 胃管末端贴上胃管标识，注明插入胃管的日期、时间、长度及操作者
清洁鼻腔、口腔	◦ 协助患儿清洁鼻腔、口腔 ◦ 撤去治疗巾，嘱家长维持患儿原卧位 20 ～ 30min
用物处置	◦ 正确处理用物 ◦ 污物按规定处理，避免交叉感染 ◦ 记录药物或鼻饲流质的名称、液量及鼻饲时间

📝 评 价

（1）执行核对制度，操作方法规范，动作熟练、轻巧。

（2）插管、注入鼻饲过程中观察患儿病情。

（3）患儿无误吸发生，营养状态良好。

（4）与患儿及家长沟通语言恰当、态度和蔼，家长知晓告知内容。

⚠ 注意事项

（1）鼻饲温度 38 ~ 40℃，避免空气入胃，引起胀气。

（2）每天检查鼻饲管插入的深度，鼻饲前确认胃管在胃内，并观察患儿有无腹胀及潴留物。

（3）鼻饲速度及鼻饲量视鼻饲流质的浓度及患儿情况而定，新生儿及小婴儿鼻饲时，不宜推注，应采用重力鼻饲法。

（4）鼻饲给药时应先研碎、溶解后注入，鼻饲前后均应用 20mL 温开水冲洗鼻饲管，防止鼻饲液积存于管腔中变质，造成胃肠炎或堵塞管腔。

（5）奶液是很好的细菌培养基，因此鼻饲结束后应冲净胃管内剩余的奶液。饮食与药物必须分开注入。

（6）鼻饲过程中如有呕吐，立即停止注入，并及时检查原因或更改奶量。

（7）胃管取放过程要随时夹闭管外端，防止空气进入胃内或管内液体外流。

（8）长期鼻饲的患儿，应每日进行口腔护理 2 次，并定期更换鼻饲管（晚上最后一次鼻饲后拔出，次日再由另一鼻孔插入）。

（9）安排护理操作，鼻饲后 1h 内不进行翻身、叩背、吸痰、口腔护理等操作，以免引起反流误吸。

⟷ 知识拓展

（一）常见并发症及防范措施

1. 胃食管反流、误吸

（1）喂养后采取抬高床头 30°、侧卧位，可防止胃食管反流。

（2）注意鼻饲时尽量采用重力喂养。

（3）注意胃管插入长度不能偏浅，每次喂奶前回抽胃潴留，监测胃潴留量。

（4）如需吸痰应在喂奶前进行，吸痰时动作轻柔、减少刺激。

（5）注意观察鼻饲喂养过程中如出现面色发绀、呛咳或呼吸困难、心率和血氧饱和度（SpO_2）下降等情况，怀疑发生误吸，应立即停止鼻饲，取右侧卧位，抽吸胃内容物，并及时给予清理呼吸道，吸氧等措施，防止反流造成严重后果。

2. 胃潴留

（1）针对胃肠蠕动缓慢的患儿，可遵医嘱喂服多潘立酮增加胃动力。

（2）进行非营养性吸吮，促进胃肠功能成熟，加快胃肠排空。

（3）延长喂奶间隔时间。

3．鼻饲管脱落、堵塞

（1）每次鼻饲前，应回抽是否有胃液或余奶，证实胃管是否在胃内。

（2）检查胃管插入深度，观察是否脱落。

（3）及时清理口、鼻腔分泌物，保持皮肤干燥，发现胶布松脱及时更换，妥善固定。

（二）管饲输注方式

管饲肠内营养可通过间歇管饲法或持续管饲法给予。临床上多采用前者，后者用于严重的胃食管反流和喂养不耐受的患儿。

👑 操作评分标准

鼻饲技术操作评分标准

项目	技术操作要求	分值	扣分及原因	实际得分
准备质量标准 20分	评估：①患儿的病情、合作程度	3		
	②口腔、鼻腔的情况，黏膜有无肿胀、炎症，鼻中隔有无偏曲，息肉等，既往有无鼻部疾患	3		
	③患儿家长对鼻饲的心理反应	3		
	护士：着装整洁，洗手，戴口罩	3		
	物品：备齐用物，放置合理	3		
	环境：安静、清洁、安全	3		
	体位：平卧位，头偏向一侧，符合插管、鼻饲要求	2		
操作流程质量标准 60分	核对医嘱，遵医嘱配制鼻饲液	3		
	核对患儿信息，告知患儿家长	2		
	颌下铺巾、放置弯盘合理	2		
	清洁并检查鼻腔	3		
	戴无菌手套，测量鼻饲管长度并标记	4		
	润滑鼻饲管方法正确	3		
	插管方法规范，深度适宜	5		
	处理插管中出现的情况	3		
	正确判断鼻饲管在胃内	5		
	胃管固定牢固、美观、舒适	4		
	鼻饲步骤规范、速度适宜	4		
	鼻饲液的量、温度适宜	4		
	操作中观察患儿反应	3		
	鼻饲前后用温水冲洗管腔，规范处理管末端，贴胃管标识	5		
	协助患儿清洁鼻腔、口腔	2		
	拔管方法规范	4		
	妥善安置患儿，整理床单元	2		
	用物处理正确，洗手，记录	2		

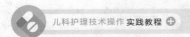

项目	技术操作要求	分值	扣分及原因	实际得分
终末质量标准20分	执行核对制度，操作方法规范，动作熟练、轻巧	5		
	掌握昏迷患儿插管技巧	5		
	鼻饲前确认鼻饲管在胃内，掌握鼻饲液的量、温度、间隔时间	5		
	沟通有效恰当，态度和蔼，家长知晓告知内容	5		
合计		100		

鼻饲技术

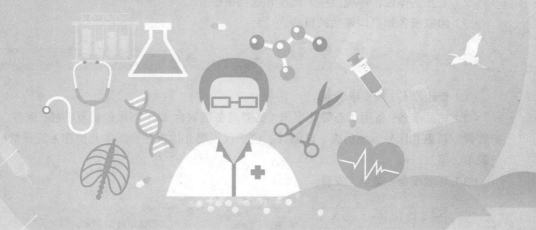

第三章

新生儿专科护理技术

第一节　新生儿入院身体评估技术

护士运用自己的感官或借助体温计、听诊器、血压计、电筒和叩诊锤等检查器具，客观地评估患儿身体状况的检查方法称为身体评估，它是健康评估中的重要组成部分。身体评估是护理临床实践不可或缺的一部分。全面准确的身体评估是确保护理质量的先决条件。无陪护新生儿病区的新生儿起病急、病情变化快、病死率高，又无法用语言表达，身体评估是必不可少的。

目　的

核对、确认患儿身份信息，对患儿进行全面的评估，根据评估的结果，制订个体化的护理计划。

护理评估

（1）患儿一般情况，意识状态，皮肤情况，脐带情况，活动情况，营养情况，骨骼、肌肉情况。

（2）患儿的体位，环境温度、湿度和遮挡条件。

（3）向家长告知身体评估的目的。

操作前准备

（1）护士准备：按要求着装。

（2）物品准备：备用状态婴儿小床（必要时备辐射台），干净棉包被及毛衫、尿布、湿纸巾、护臀膏、新患儿床号、病历夹、体温计、监护仪、婴儿体重秤、新生儿护理入院评估单、护理记录单、笔。

（3）环境准备：安全、安静。

操作流程及操作要点

护士准备	♦ 服装整洁，特别强调在进行操作前严格按照七步洗手法清洁双手
用物准备	♦ 准备备用状态小床或暖箱，准备监护仪，安置患儿的床号和病历夹 ♦ 通知医师，使患儿能及时接受治疗

操作过程	● 与急诊、院外护士共同核对腕带上的信息 ● 更换衣服并称体重 ● 询问病史：患儿孕周、日龄、出生日期、出生方式、抢救史及入院方式，社会心理评估（母亲有无宗教信仰，对住院费用有无忧虑）
身体评估	● 测量腋温（必要时测肛温），连接心电监护仪，读取SpO_2、心率、呼吸，测血压 ● 皮肤情况：全身皮肤颜色，有无破损、水肿、皮疹、瘀斑、发绀、红臀等异常 ● 脐带：有无渗血、渗液、脐炎、脐疝 ● 头部评估：有无血肿、唇腭裂、前囟张力 ● 神经系统：四肢肌张力情况，有无抽搐情况，意识情况 ● 呼吸系统：有无呼吸急促、呻吟、三凹征，是否需要给氧 ● 循环系统：心率、心律情况，有无杂音 ● 消化系统：排便情况，有无腹胀、呕吐 ● 骨骼肌肉系统：有无骨骼、多指（趾）畸形 ● 泌尿生殖：有无肛门及尿道畸形，睾丸未降及假月经
营养评估	● 根据新生儿营养评估量表，评出低风险、中等风险或高风险
疼痛评估	● 根据PIPP疼痛评分量表进行疼痛评分，评分结果及时告知医师并采取对应措施
导管评估	● 对戴有导管的患儿进行评估，评分 ≥ 10分者，须报告病区护士长，护士长每周定时监控护理措施落实情况
需求评估	● 根据患儿病情及家长掌握情况进行健康教育 ● 实施记录
出院计划	（略）
记录及处理	● 病历书写规范，根据患儿病情贴相符标识，评估结果及时与医师沟通 ● 字迹清晰、端正、无涂改，内容准确

评 价

（1）操作过程流畅，方法正确、规范、熟练。

（2）患儿无不适。

（3）物品处置正确。

（4）与患儿家长沟通自然，语言文明，态度和蔼。

（5）关心、体贴患儿，体现对患儿隐私的保护。

⚠ 注意事项

（1）动作轻柔、规范，避免频繁更换患儿体位。

（2）不要过多暴露患儿，注意保暖，室内温度 24 ~ 26℃，相对湿度 55% ~ 65%。

（3）操作步骤遵循从上到下，从前向后的顺序。

⟨⋯⟩ 知识拓展

检查患儿前，先评估胎龄；疼痛刺激前，观察患儿 15 s，评价其行为状态，记录基础血氧饱和度和心率；疼痛刺激后，迅速观察患儿 30 s，及时记录生理变化和面部表情改变。

PIPP 总分为下表所列 7 项评分之和，最低分为 0 分，最高分为 21 分。分值大于 12 分表示存在疼痛，得分越高，疼痛越显著。

早产儿 PIPP 评估量表

项目	评分			
	0 分	1 分	2 分	3 分
胎龄	≥ 36 周	32 ~ 35 周	28 ~ 31 周	< 28 周
行为状态	活动 / 觉醒 双眼睁开 有面部活动	安静 / 觉醒 双眼睁开 有面部活动	安静 / 睡眠 双眼闭合 有面部活动	安静 / 睡眠 双眼闭合 无面部活动
心率对疼痛刺激的反应 / 次·分⁻¹	0 ~ 4	5 ~ 14	15 ~ 24	≥ 25
疼痛时 SpO_2 的变化 /%	0 ~ 2.4	2.5% ~ 4.9	5.0 ~ 7.4	≥ 7.5
疼痛刺激时的皱眉动作	> 15 s 无	> 10 s 无	> 5 s 无	< 1 s 无
疼痛刺激时的挤眼动作	> 15 s 无	> 10 s 无	> 5 s 无	< 1 s 无
疼痛刺激时的鼻唇沟深浅变化	> 15 s 无	> 10 s 无	> 5 s 无	< 1 s 无

NIPS 评分为下表所列 6 项评分的总和，最低分为 0 分，最高分为 7 分。如患儿病情较重以致反应太弱或接受麻痹（镇痛）治疗时，可能获得假象的低评分。

新生儿 NIPS 评分标准

项目	评分		
	0 分	1 分	2 分
面部表情	安静面容，表情自然	面肌收紧，表情痛苦	—
哭闹	安静不哭	间歇性轻声呻吟	持续性大声尖叫
呼吸形式	和往常一样	呼吸不规则加快，屏气	—

续表

项目	评分		
	0分	1分	2分
上肢	没有肌肉僵硬，偶尔随意运动	肌紧张，上臂伸直，僵硬和/或快速屈伸	—
下肢	没有肌肉僵硬，偶尔随意运动	肌紧张，腿伸直，僵硬和/或快速屈伸	—
觉醒状态	安静地睡眠或清醒，情绪稳定	警觉，局促不安，激惹	—

操作评分标准

新生儿入院身体评估技术操作评分标准

项目	操作技术要求	分值	扣分及原因	实际得分
准备质量标准20分	评估：①患儿一般情况，意识状态，皮肤情况，脐带情况，活动情况，营养情况，骨骼肌肉情况	5		
	②向家长告知查体目的	4		
	护士：仪表端庄，着装整洁，洗手，戴口罩	3		
	物品：备齐用物，放置合理	3		
	环境：安静、舒适、整洁、温度适宜（24～26℃）（根据具体需要使用屏风遮挡）	3		
	体位：舒适体位	2		
操作流程质量标准60分	与急诊、院外护士共同核对腕带上的信息	3		
	询问患儿家长了解病史	3		
	更换衣服并称体重	3		
	测腋温（必要时测肛温）	3		
	连接心电监护仪，读取血氧饱和度（SpO_2），心率、呼吸，测血压	4		
	观察意识状态	4		
	测身高、头围、腹围	4		
	观察皮肤、皮下脂肪、肌肉及皮毛情况	4		
	检查皮肤黏膜（颜色、弹性、皮疹、出血点及紫癜、水肿）	4		
	检查头部（面部、眼、耳、鼻、口腔）	4		
	检查颈部	4		
	检查胸部	4		
	检查腹部	4		
	检查脊柱和四肢	4		
	检查神经系统	4		
	患儿取舒适体位，整理用物，洗手，记录	4		

续表

项目	操作技术要求	分值	扣分及原因	实际得分
终末质量标准20分	动作熟练、准确、规范	5		
	受伤观念强，注意保护患儿隐私	5		
	关心体贴患儿，与患儿家长沟通自然，语言恰当，态度和蔼	5		
	操作步骤遵循从上而下、从前向后的顺序	5		
合计		100		

新生儿入院身体评估技术

第二节　新生儿一氧化氮吸入治疗技术

新生儿持续性肺动脉高压是儿科的一种常见病。临床上对新生儿持续性肺动脉高压患儿多进行一氧化氮（NO）吸入治疗、机械通气治疗等。

目　的

NO吸入治疗是利用NO气体，联合呼吸机共同使用，在机械通气时正压将NO气体压入体内，达到舒张肺血管的作用。国内外现已将吸入NO应用于新生儿持续肺动脉高压和急性低氧性呼吸衰竭等疾病的治疗。

护理评估

评估患儿生命体征、血小板情况、凝血功能、呼吸机应用参数等。

操作前准备

（1）清楚治疗浓度调节：剂量为治疗浓度一般 $2 \sim 20\,mg/kg$；初始浓度 $5 \sim 10\,mg/kg$，如果 $0.5\,h\ SpO_2$ 达到 90%，相当于 $PaO_2 > 50\,mmHg$，则认为有效；也可根据治疗后血气中 PaO_2 上升 $20\,mmHg$ 作为显著（完全）反应，$10 \sim 20\,mmHg$ 为部分反应，小于 $5\,mmHg$ 为无反应。如果判断是部分反应或者无反应，则可以将NO浓度提高到 $10 \sim 20\,mg/kg$，继续治疗 $0.5 \sim 1\,h$，

直到没有进一步的改善反应，则将NO浓度再相应降低或者适当调整。这一初始阶段一般持续1～4h。维持浓度为5～10mg/kg，平稳6h，维持3天；长期维持2～5mg/kg，大于7天。

（2）物品准备：准备NO吸入治疗仪，检查NO气瓶（吸入的NO医用级气源）有无漏气，气源是否充足等，需要更换气瓶者将减压阀卸下重新安装在满气瓶上，根据呼吸机管路选择合适的流量控制仪连接接头。

（3）调试设备：打开NO监测设备，置零。

（4）设定氧流量：由医生或呼吸机治疗师根据患儿情况设定流量，计算方法为：

$$所需NO流量 \times NO气瓶浓度 = NO治疗浓度 \times （呼吸机流量 + 所需NO流量）$$

§ 操作流程及操作要点

连接电源	● 打开电源开关，将显示屏置于方便观察的位置
打开监测设备	● 将NO监测传感器连接于呼吸机病人吸气回路（患儿端三通接口处），打开NO浓度监测设备，检查NO及NO_2监测数值是否已经置零，设定适合的报警上下限
调节流量	● 打开NO气瓶装置，调节减压阀压力在0.2MPa左右，将流量控制仪接头安置于送气管路中（NO监测传感器远端，尽可能接近患儿端，减少NO与机械通气中O_2的接触机会）
调节流量	● 调节NO流量至预设值，调节时可逐渐增大，并观察监测的浓度值，避免一过性NO浓度过高 ● 根据监测的数值微调流量达到医嘱治疗浓度
记录	● 记录NO使用流量、浓度，监测的NO_2浓度等
病情观察	● 观察患儿的生命体征，注意机械通气的参数，评估患儿使用NO的效果
特殊检查监测	● 治疗前及通气治疗2h、12h、24h后需监测氧合指数、肺动脉压力
NO代谢监测	● NO使用过程中做好NO浓度、NO_2浓度监测，定期检测血浆、尿液、气管灌洗液中的亚硝酸根水平，判断NO在患儿体内的代谢变化
管路观察	● 每小时巡视检查管路的连接密闭性、NO流量、NO气瓶压力，若压力较低时需要及时更换，以保证治疗的连续性

下调流量	◆ 准备撤离NO时，应逐步先下调NO流量。突然撤离较高浓度的NO可能使患儿肺动脉压力明显增加，导致氧合进一步恶化。因此，在临床上，应根据患儿的氧合情况、呼吸支持等进行综合评估，逐步调低NO吸入的浓度，观察患儿的血氧饱和度，逐步撤离NO
关闭仪器	◆ 关闭减压阀，待压力表指征归零，将残留NO气体排空，再关闭NO气瓶开关，流量控制仪中流量值显示为0后关闭电源
断开连接	◆ 将NO浓度监测传感器及流量控制仪接头从呼吸管路中撤离，密闭呼吸管路
监测有无反跳	◆ 停止NO治疗4h内，出现血氧饱和度下降超过5%，称为反跳现象，目前考虑该现象为外源性NO抑制了NO合成酶的活性，导致内源性NO产生减少。因此，在使用中应注意控制NO吸入的浓度，避免过高
清洁	◆ 清洁消毒设备备用，注意放置于高危气体管制区域
定标	◆ 每周进行校正一次，用于NO、NO_2浓度监测仪的定标气体，NO为20mg/kg，$NO_2 < 1$mg/kg，避免由于监测仪工作状态漂移导致吸入NO浓度过高

☑ 评 价

（1）操作方法正确、熟练。

（2）与新生儿家长沟通语言恰当，态度和蔼。

⚠ 注意事项

（一）连接接头位置选择

NO气体输送的流量控制仪接头及浓度监测仪传感器一般可连接在呼吸机管路中，经过湿化器后接到患儿口中，流量控制仪接头接入后经过混匀，浓度监测传感器接在患儿气道三通接口处。

（二）监测剩余气量

治疗过程中应监测NO气瓶剩余量，计划更换气瓶的最佳时间。

（三）调节浓度时需注意

调节NO吸入浓度时，要注意调节后需要一定的反应期，待监测数据稳定后才能得出准确的数据。

（四）NO 的不良反应观察及处理

1．NO_2 的产生

（1）风险：由于NO是一种不稳定的自由基，与氧结合后可以产生NO_2，NO_2是一种强氧化剂，50％～60％滞留于肺部直接导致损伤，可增加支气管肺发育不良的发生风险。NO_2的生成与NO的浓度及O_2浓度相关。

（2）处理：在治疗期间应避免长时间同时使用高浓度的NO和高浓度的O_2，减少NO与O_2的接触时间，如将NO的气体输入管路接口连接于呼吸机患儿端。在治疗过程中监测NO_2浓度，控制在2mg/kg以下。另外，应加强房间的通风，减少对其他患儿及医护人员的损伤。

2．高铁血红蛋白血症

（1）风险：NO吸入肺血管内可与血红蛋白作用形成高铁血红蛋白，从而影响血红蛋白的携氧能力，造成组织缺氧。高铁血红蛋白的产生取决于患儿血红蛋白的浓度及氧化程度、高铁血红蛋白还原酶的活性以及NO吸入量。

（2）处理：在治疗期间应监测高铁血红蛋白水平，将其控制在安全范围（一般应低于2％～5％），同时密切观察患儿有无临床无法解释的发绀加重等。如果考虑高铁血红蛋白血症时，应减少NO吸入量或停止吸入，同时使用亚甲蓝、VitC治疗。

3．影响凝血功能

（1）风险：NO可明显影响血小板凝聚，因此在治疗过程中对有出血倾向或血小板计数减少的患儿应评估其应用的风险。

（2）处理：严格掌握NO使用指征，使用中监测凝血情况，包括血小板计数、血小板凝聚力、出凝血时间等，必要时停止NO使用。

4．氧自由基的产生

（1）风险：NO可与分子氧反应形成氧自由基，引起脂质过氧化，抑制线粒体功能，损伤DNA，最终引起潜在的组织损伤。

（2）处理：注意控制NO吸入治疗的时间，动态评估患儿病情。

知识拓展

有文献报道，高频振荡通气比常频机械通气联合NO更能改善患儿氧合状态，临床应用效果有待进一步研究。

操作评分标准

新生儿一氧化氮吸入治疗技术操作评分标准

项目	技术操作要求	分值	扣分及原因	实际得分
准备质量标准20分	评估：患儿生命体征、血小板情况、凝血功能、呼吸机应用参数	5		
	护士：按要求着装，洗手，戴口罩	5		
	物品：物品齐全，摆放合理	5		
	环境：安静、清洁、安全	5		

项目	技术操作要求	分值	扣分及原因	实际得分
操作流程质量标准60分	核对	3		
	连接电源	2		
	打开NO监测设备、气源装置	5		
	调节流量	7		
	观察病情并记录	5		
	NO代谢监测	5		
	管路观察	5		
	NO撤离前下调流量	5		
	关闭仪器	2		
	断开连接	5		
	监测有无反跳	5		
	整理用物，仪器清洁消毒	5		
	洗手，记录	3		
	定标（仪器保养维护方法正确）	3		
终末质量标准20分	正确核对新生儿信息，严格执行核对制度	5		
	严格无菌技术操作	5		
	操作方法正确、熟练	5		
	与新生儿家长沟通语言恰当，态度和蔼	5		
合计		100		

新生儿一氧化氮吸入治疗技术

第三节　新生儿光照疗法

　　光照疗法是治疗新生儿黄疸的一种简便、疗效好、见效快的方法，通过一定波长的光线，新生儿血液中脂溶性的未结合胆红素转变为水溶性异构体，易于从胆汁和尿液中排出体外，从而降低胆红素水平。其中以波长450nm的蓝光最为有效，绿光、日光灯或太阳光也有此效果，其中双面光优于单面光。光疗按照射时间可分为连续光疗和间断光疗。

目 的

治疗新生儿高胆红素血症，降低血清胆红素浓度。

护理评估

（1）患儿的胎龄、日龄、体重、生命体征、全身皮肤状况、疾病史等。

（2）患儿的经皮胆红素值、血清胆红素的水平。

操作前准备

（1）护士准备：着装规范，严格按照七步洗手法洗手。

（2）患儿准备：患儿皮肤清洁，修剪指甲，戴遮光眼罩，全裸，更换尿布，以最小面积遮盖会阴部，戴小手套防止抓破皮肤，双侧踝关节处用透明薄膜保护性粘贴，保护好输液部位。

（3）用物准备：光疗箱（或暖箱加光疗灯）、遮光眼罩、尿布、温湿度计、灭菌用水，必要时备心电监护仪。

（4）环境准备：整洁，安全，安静，室温维持 24～26℃。

操作流程及实施要点

检查 预热	● 检查电源、光疗箱，暖箱位置放置合理 ● 在光疗箱水槽中加入足够的灭菌用水 ● 接通电源，检查蓝光灯管是否全亮 ● 根据患儿的胎龄及体重设定光疗箱温、湿度，预热光疗箱到合适温度 ● 在暖箱内铺好大毛巾并将其预热
入箱	● 核对患儿手腕带，严格执行核对制度 ● 皮肤准备 　①为患儿剪短指甲，脱去外衣裤，全裸，只用一次性尿布遮盖会阴部，男婴注意保护阴囊 　②为患儿行皮肤清洁，禁忌在皮肤上涂粉或油类，以免降低光疗效果 　③双眼佩戴遮光眼罩，避免光线损伤视网膜 　④戴小手套防止抓破皮肤 　⑤双侧踝关节处用透明薄膜保护性粘贴 ● 卧位：根据病情选择合适的体位，可侧卧、仰卧或俯卧位 ● 用心电监护仪监测生命体征 ● 记录：记录入箱时间、箱温，并在光疗箱外铺上遮光布，减少强光对其他患儿及工作人员的影响

病情观察 巡视	◆ 每4h测量体温一次，记录心电监护仪数值 ◆ 光疗时需经常更换体位，仰卧、俯卧交替 ◆ 常巡视 　观察患儿精神反应及生命体征、大小便颜色与性状，有无呼吸暂停、烦躁、嗜睡、发热、腹胀、呕吐、惊厥等现象。注意吮吸能力、哭声变化，若有异常需及时与医生联系处理
出箱	◆ 停止光疗：对符合标准的患儿准予出箱 ◆ 核对身份：核对患儿手、脚腕带及床头卡 ◆ 检查全身皮肤状况 ◆ 保暖：根据患儿情况选择暖箱保暖或棉被保暖 ◆ 监测胆红素水平：光疗结束后12~18h应监测总胆红素水平 ◆ 终末处置：光疗箱终末清洁消毒处理
记录	◆ 记录患儿体温、呼吸及黄疸情况 ◆ 停止光疗后记录出箱时间、灯管累计使用时间

📝 评 价

（1）患儿体温稳定，皮肤无明显黄染，无烦躁、高热、皮疹，可吃奶，可哭泣，口唇无发绀，大小便无异常，光疗箱工作正常。

（2）家长对患儿疾病情况有一定的了解，并能在出院后予以正确的护理。

⚠ 注意事项

（1）光疗过程中注意观察眼罩以及尿布包裹是否完好，避免脱落；患儿光疗时较烦躁，容易移动体位，因此在光疗过程中，注意观察患儿在光疗箱中的位置，及时纠正不良体位。

（2）观察患儿全身皮肤有无破损，有无皮疹、发热等不良反应的发生。

（3）密切监测光疗箱内温度和湿度，每4h测体温1次，维持患儿体温在36.5~37.2℃，如体温高于37.5℃或低于36℃应报告医生，及时处理。

（4）光疗过程中注意补充水分，如患儿出现烦躁、嗜睡、高热、皮疹、呕吐、腹泻、脱水等症状需及时报告医生，妥善处理。

（5）单面光疗时需2~4h更换体位一次，双面光疗时应注意患儿枕部及骨隆突处，以免长时间压迫使皮肤受损。

（6）光疗超过24h会造成体内核黄素缺乏，一般光疗同时或光疗后应补充核黄素，以防止继发的红细胞谷胱甘肽还原酶活性降低导致的溶血。

（7）患儿出箱后将各配件拆卸，使用消毒液擦拭消毒光疗箱，然后再用清水擦拭一遍，晾干备用。

（8）保持光疗箱清洁，每日擦拭，及时清除患儿呕吐物、汗水等污物，避免影响光照强度。

（9）灯管与患儿之间的距离需遵照仪器说明调节，使用时间达到设备规定时限需及时更换。

知识拓展

（一）光疗法与光疗设备

光疗法主要有单面光疗法、双面光疗法、冷光源光疗法及密集型光疗。

光疗设备：毯式光纤治疗仪。

（二）不良反应的观察

1．发热

（1）原因：部分灯管产生热光源，患儿体温可能升高到38℃以上。

（2）处理：需区分发热是光疗引起的，还是感染或其他原因引起的，根据情况选择暂停光疗、物理降温等方法处理。

2．腹泻

（1）原因：光疗时分解产物经过肠道排出，刺激肠壁引起肠蠕动增加，患儿表现为大便次数增多，呈稀薄绿色。

（2）处理：注意补充液体，做好臀部护理。

3．皮疹

（1）原因：光疗时患儿常出现皮疹，分布于面部、下肢、躯干，其原因不明确。

（2）处理：一般停止光疗后逐渐消失，无须特殊处理。

4．青铜综合征

（1）原因：有胆汁淤积的患儿，光疗后皮肤、血清、尿液呈青铜色。

（2）处理：停止光疗后逐渐消退，但需要较长的时间。

操作评分标准

新生儿光照疗法操作评分标准

项目	技术操作要求	分值	扣分及原因	实际得分
准备质量标准20分	评估：患儿的诊断、疾病史、日龄、体重、胆红素值、生命体征及全身皮肤状况	5		
	护士：仪表端庄，服装整洁，洗手，戴口罩	5		
	物品：光疗箱（或暖箱加光疗灯）、遮光眼罩、尿布、温湿度计、灭菌注射用水	5		
	环境：整洁，安全，安静，室温维持24～26℃，相对湿度55%～65%	5		

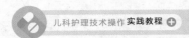

续表

项目	技术操作要求	分值	扣分及原因	实际得分
操作流程质量标准60分	检查电源、光疗箱，暖箱位置放置合理	3		
	光疗箱水槽中加入足够的灭菌用水	3		
	接通电源，检查蓝光灯管是否全亮	3		
	根据患儿的胎龄及体重设定光疗箱温度	3		
	核对患儿腕带，严格执行核对制度	3		
	剪短患儿指甲，脱去外衣裤，全身裸露，穿尿布	3		
	为患儿清洁皮肤	3		
	双眼佩戴遮光眼罩，固定良好	3		
	戴小手套防止抓破皮肤	3		
	双侧踝关节处用透明薄膜保护性粘贴	3		
	根据病情选择合适的体位，可侧卧、仰卧或俯卧位	3		
	生命体征监测	3		
	记录入箱时间、箱温，在光疗箱外铺上遮光布	3		
	病情观察、巡视到位	3		
	遵医嘱出箱，再次核对身份	3		
	检查全身皮肤状况	4		
	给患儿穿衣包裹，根据患儿情况选择暖箱保暖或棉被保暖	3		
	记录出箱时间、灯管使用时间及患儿出箱的生命体征	4		
	终末处置：光疗箱终末清洁消毒处理	4		
终末质量标准20分	严格清洁手部卫生	5		
	正确核对新生儿信息，操作动作轻柔，严格执行核对制度	5		
	与家长的沟通语言恰当、态度和蔼	5		
	暖箱的终末处理方法正确	5		
合计		100		

新生儿光照疗法

第四节　新生儿换血疗法

新生儿高胆红素血症是新生儿时期的常见疾病。该病进展快，而新生儿长期处于高胆红素水平会对神经系统造成不同程度的损伤。一旦治疗不及时，则会影响患儿的身体健康和生存质量。换血疗法是临床上的常用治疗方法，通过降低机体内的间接胆红素水平起到预防黄疸发生的作用。

目　的

换出抗体和致敏的红细胞，防止溶血的进展；去除血清中的未结合胆红素，使其降至安全水平和纠正贫血，防止缺氧与心力衰竭。

护理评估

（1）患儿的病情、胎龄及体重。

（2）黄疸的程度、进展，有无换血指征。

（3）实验室检查结果：血常规、C反应蛋白、肝功能、肾功能、心肌酶谱、胆红素、凝血功能、电解质、静脉血糖、血培养、血气分析等。

（4）外周动脉和静脉情况。

（5）家长的心理状态、沟通及合作程度。

操作前准备

（1）护士准备：按要求着装，清洁双手，戴口罩、无菌手套。

（2）患儿准备。

①暂禁食，进行静脉输液；

②患儿仰卧在辐射抢救台上，铺好尿片，固定四肢，肢体下垫无菌治疗巾；

③根据患儿情况使用镇静剂或安慰奶嘴安抚；

④建立双静脉通道及双动脉通道；

⑤连接心电监护仪，监测患儿生命体征。

（3）物品准备。

①留置针、三通管、敷贴、延长管、输血器、肝素帽、各种型号注射器、血标本采集试管、废血收集容器、压力监测套件、无菌治疗巾、无菌手套、无菌手术衣、血糖仪、血糖试纸等；

②消毒物品：碘伏、棉签；

③仪器设备：微量注射泵、输血泵、心电监护仪、电极片；

④药品准备：0.9%生理盐水、肝素钠注射液、10%葡萄糖、50%葡萄糖、10%葡萄糖酸钙、

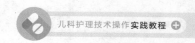

苯巴比妥钠、地塞米松、鱼精蛋白等；

⑤急救用物：急救药品、复苏囊、喉镜、气管导管、呼吸机、吸氧装置等；

⑥血源准备：根据病因及患儿体重准备血液的类型及量。

（4）环境准备：操作环境干净整洁，减少人员活动，空气消毒，保持室温24～26℃，辐射台预热。

⑤ 操作流程及操作要点

体位	● 将患儿置于辐射台上，适当进行约束
建立动、静脉通道	● 建立动脉通道，选桡动脉置管，必要时可选择脐静脉置管；建立两个静脉通道，一个用药，一个输血，均使用肝素液1U/mL封管
血液复温核对	● 对已复温的血液，按照输血的"三查八对"进行核对
计算换血量	● 换血量以150～180mL/kg为宜，或遵医嘱
换血前、后进行检验	● 在换血前及换血后分别抽取动脉血进行血糖、电解质、血气分析、血清胆红素、肝功能、肾功能、凝血全套、血常规等检验
核对	● 由两名医护人员核对交叉配血报告单及血袋标签各项内容，检查血袋有无破损渗漏，血液颜色是否正常，在床旁核对患儿床号、姓名、住院号、血袋号、血型、交叉试验结果、血液种类和剂量
输入	● 按输血常规进行，红细胞及血浆各使用输血泵，通过三通管与静脉通道连接
输出	● 将输血器连接三通管，使用肝素液10U/mL润滑输血器及三通管，连接动脉通道
调整泵速	● 根据患儿体重、病情等调节输入通道及输出通道泵速（输入红细胞通道泵速+输入血浆通道泵速=输出通道泵速，红细胞与血浆比一般为2:1） ● 遵循先慢后快原则，观察输入血液后有无不良反应，无不良反应者将速度调至2～4mL/min

| 固定动脉通道 | 可使用沙袋固定动脉出血端肢体，保证出血顺畅，需观察沙袋约束肢体的末梢循环情况，定时减压 |

| 生命体征监测 | 持续监测心率（HR）、呼吸（R）、血氧饱和度（SpO$_2$）、血压（BP） |

| 无菌技术操作 | 整个操作过程中，严格执行无菌技术操作，防止感染发生 |

| 拔出动脉导管 | 换血完毕后拔出动脉导管，加压按压，观察有无出血及血肿 |

| 继续光疗 | 将患儿送至重症监护室，继续光疗 |

| 合理喂养 | 外周同步动脉和静脉换血后，无须特别饮食，但在喂养时需要观察有无呕吐、喂养不耐受等 |

| 整理用物 | 清点处理用物，做好换血记录，包括累计出入量、生命体征等 |

评 价

（1）换血过程中无严重并发症，如心律失常、呼吸停止、心脏骤停等。

（2）换血过程中管路通畅，无脱出。

（3）无输血反应，穿刺处无红肿、渗出。

注意事项

避免换血并发症的发生，如电解质及糖代谢紊乱、贫血、休克、出血倾向、溶血反应、心力衰竭、空气栓塞、肺栓塞。

操作评分标准

新生儿换血疗法操作评分标准

项目	技术操作要求	分值	扣分及原因	实际得分
准备质量标准 20分	评估：①患儿的病情、胎龄及体重，黄疸的程度、进展，有无换血指征	2		
	②实验室检查结果，外周动脉和静脉情况	1		
	护士：按要求着装，洗手，戴口罩、帽子、无菌手套	2		

项目	技术操作要求	分值	扣分及原因	实际得分
准备质量标准20分	物品：备齐用物，放置合理	2		
	环境：干净整洁，空气消毒，保持室温24～26℃，辐射台预热	2		
	患儿：①暂禁食，进行静脉输液	2		
	②患儿仰卧在辐射抢救台上，铺好尿片，固定四肢，肢体下垫无菌治疗巾	2		
	③根据患儿情况使用镇静剂或安慰奶嘴安抚	2		
	④建立双静脉通道及双动脉通道	3		
	⑤连接心电监护仪，监测患儿生命体征	2		
操作流程质量标准60分	核对患儿	3		
	按输血流程，核对血袋	5		
	输入血液：红细胞及血浆各使用输血泵通过三通管与静脉通道连接	6		
	输出血液：将输血器连接三通管，使用肝素液10 U/mL润滑输血器及三通管，连接动脉通道	6		
	调整泵速：根据患儿体重、病情等，调节输入通道及输出通道泵速	6		
	用沙袋固定动脉通道	5		
	监测生命体征	5		
	无菌技术操作	5		
	拔出动脉导管	5		
	继续光疗	5		
	合理喂养	4		
	整理用物	5		
终末质量标准20分	严格无菌技术操作	5		
	严格执行核对制度	5		
	操作方法正确、熟练	5		
	与患儿家长沟通语言恰当	5		
合计		100		

新生儿换血疗法

第五节　新生儿脐部护理技术

脐周发红、肿胀、渗出液增多、脓性分泌物、异味均为脐部感染的表现，一旦发生脐部感染，如不及时治疗，细菌经脐部侵入血液循环，会诱发多种疾病，如腹膜炎或肠胃炎等，因此做好对新生儿脐部的保护工作，对于促进新生儿的身体健康状况来说是十分关键的。

目　的

防止病菌的入侵和脐部的感染，进而减少新生儿疾病的发生。

护理评估

（1）核对母亲信息及新生儿信息。
（2）了解新生儿一般情况。
（3）评估新生儿精神状态，脐部有无渗血、渗液、红肿等。

操作前准备

（1）护士准备：着装规范，洗手，戴口罩、手套。
（2）新生儿准备：沐浴或清洁皮肤后，更换干净衣裤、尿片。
（3）物品准备：①治疗车上层准备无菌棉签、3％过氧化氢、2.5％碘酒或75％乙醇、无菌纱布或消毒护脐包；②治疗车下层准备污物分类桶。
（4）环境准备：室温26～28℃，隔帘遮挡。

操作流程及操作要点

核对医嘱	◆核对新生儿的信息 ◆核对新生儿的胸牌和腕带

↓

暴露脐部	◆充分暴露新生儿脐部 ◆观察脐带断端有无出血、渗液及分泌物（气味、色、量） ◆观察脐部皮肤有无红肿

↓

消毒	◆正常新生儿脐部护理用75％乙醇 ◆脐部感染患儿先用3％过氧化氢再涂以碘伏 ◆红色肉芽组织增生用2.5％高渗盐水 ◆从脐带根部螺旋式消毒脐窝、残端及周围皮肤，共消毒2次。若脐带残端已结痂干燥，消毒周围皮肤即可，局部保持干燥

整理记录	◆ 给新生儿穿好衣裤、尿布，尿布放在新生儿脐部以下，避免大小便的污染和脐部的潮湿 ◆ 再次核对新生儿腕带与胸牌 ◆ 告知产妇新生儿脐部情况 ◆ 整理用物，洗手，做好记录

评价

（1）产妇能掌握母乳喂养知识、技能及新生儿脐部护理技巧。

（2）新生儿脐部未发生感染，在操作过程中未发生意外。

注意事项

（1）严格核对制度，杜绝抱错新生儿。

（2）动作轻柔，注意保暖，操作过程中注意避免发生意外。

（3）密切观察新生儿有无异常情况。

（4）在脐带末端未完全愈合前，注意防止粪尿污染脐部，以免感染。

（5）脐带未脱落前，勿强行拉扯，以免引起脐根出血。

（6）脐带一般于1周左右残端脱落，需继续每天脐部护理1次，保持局部干燥，直至完全愈合。

知识拓展

新生儿娩出后，正确处理脐带的方法为：在距脐根部 15 ~ 20 cm 处分别用两把血管钳夹紧，两钳相隔 2 ~ 3 cm，在其中间剪断。常用脐带结扎方法有双重棉线结扎法、气门芯结扎法和脐带夹结扎法。

（1）双重棉线结扎法：先在距脐根 0.5 cm 处用无菌粗棉线结扎，在此结扎线外 0.5 ~ 1 cm 处再次结扎，注意扎紧以防脐带出血。然后在上端结扎线外 0.5 cm 处剪断脐带。用络合碘或 75% 乙醇消毒脐带残端、根部及周围皮肤后包扎。

（2）气门芯结扎法：在无菌钳尖端套上系好棉线的气门芯，距脐根部 0.5 cm 处钳夹，在钳夹远端 0.5 cm 处剪断脐带，套拉棉线将气门芯拉长，顺势向下拉扯，将气门芯紧套于脐轮处，取下止血钳。用络合碘消毒脐带残端、根部及周围皮肤后包扎。

（3）脐带夹结扎法：在距脐轮 0.2 ~ 0.5 cm 处用一次性脐带夹夹住脐带，在脐带夹上端 0.2 cm 处平行切断。用络合碘消毒脐带残端、根部及周围皮肤后包扎。24 ~ 48 h 待脐带残端干枯后取下脐带夹，一周左右脐带残端可自行脱落。

传统的护理方法是用纱布和绷带对新生儿的脐部进行包扎，但这种方法有一个缺陷，即不透气，使新生儿的脐部一直处于潮湿、闷热的状态，特别是当新生儿排泄后，没有及时更换纱布和绷带，会使细菌增多，通过脐部入侵到新生儿体内，然后引发炎症。

操作评分标准

新生儿脐部护理技术操作评分标准

项目	技术操作要求	分值	扣分及原因	实际得分
准备质量标准20分	评估：①核对母亲信息及新生儿信息	4		
	②了解新生儿一般情况，包括新生儿精神状态，脐部有无渗血、渗液、红肿等	4		
	护士：着装规范，洗手，戴口罩、手套	4		
	物品：治疗盘内备消毒棉签、3%过氧化氢、2.5%碘酒或75%乙醇、无菌纱布或消毒护脐包	4		
	环境：清洁、安静、安全，室温26～28℃	4		
操作流程质量标准60分	核对新生儿的信息	5		
	核对新生儿的胸牌和腕带	5		
	充分暴露新生儿脐部	5		
	观察脐带断端有无出血、渗液及分泌物（气味、色、量）	5		
	观察脐部皮肤有无红肿	5		
	正常新生儿脐部护理用75%乙醇	5		
	脐部感染患儿先用3%过氧化氢再涂以碘伏	5		
	红色肉芽组织增生用2.5%高渗盐水	5		
	从脐带根部螺旋式消毒脐窝、残端及周围皮肤，共消毒2次	5		
	给新生儿穿好衣裤、尿布	5		
	再次核对新生儿腕带和胸牌	5		
	告知产妇新生儿脐部情况	3		
	整理用物，洗手，做好记录	2		
终末质量标准20分	操作过程正确，严格执行核对制度	5		
	产妇能掌握母乳喂养知识、技能及新生儿脐部护理技巧	5		
	新生儿脐部未发生感染，在操作过程中未发生意外	5		
	给新生儿穿好衣裤、尿布，尿布的位置放在新生儿脐部以下，避免大小便的污染和脐部的潮湿	5		
合计		100		

新生儿脐部护理技术

第六节　新生儿臀部护理技术

新生儿红臀又称新生儿尿布皮炎，是新生儿期的一种常见皮肤病，易致新生儿哭闹、烦躁不安，不仅增加了新生儿的痛苦、加重原发病、延长住院时间，而且如果处理不当会导致感染，甚至引发败血症，危及新生儿的生命安全。

目　的

保持新生儿臀部清洁、干燥，防止尿液、粪便对皮肤长时间的刺激而引起红臀等现象。

护理评估

（1）核对患儿信息。
（2）评估患儿的性别、月龄、病情。
（3）评估患儿红臀程度（是否潮红、皮疹、破溃、脱皮、糜烂）和范围。

操作前准备

（1）护士准备：着装规范，洗手，戴口罩。
（2）患儿准备：协助患儿排便，并助其取舒适体位。
（3）物品准备：①治疗车上层准备一盆 37～39℃的热水、清洁尿布或尿裤、湿纸巾、小毛巾、无菌棉签、药膏或油膏；②治疗车下层准备污物分类桶。
（4）环境准备：室温 18～22℃，相对湿度 55%～60%，无对流风，环境安全，光线适宜，屏风遮挡。

操作流程及操作要点

准备	◆操作前核对，向家长说明操作的目的以取得配合
清洁臀部	◆脱去患儿裤子，暴露臀部 ◆日常用湿纸巾清洁臀部皮肤 ◆大便后用温水为患儿轻柔清洗臀部，注意会阴、腹股沟和皮肤褶皱处 ◆女婴应由前向后清洁臀部，动作应轻稳，注意保暖，防止患儿受凉或发生皮损

干燥臀部	◊ 用小毛巾吸干皮肤表面水分，避免揉搓皮肤
护臀	◊ 必要时涂抹护臀霜
更换尿布	◊ 应根据患儿自身情况，更换尿布 ◊ 包裹尿布，注意松紧适宜 ◊ 最好用吸水性强的一次性纸尿裤代替布尿布
操作后	◊ 告知患儿家长红臀护理的注意事项 ◊ 洗手，做好记录

评 价

（1）患儿红臀痊愈，臀部皮肤完整。

（2）家长基本掌握臀部皮肤护理相关知识。

注意事项

（1）注意观察患儿臀部皮肤潮红和糜烂情况。若皮肤有潮红，可采用暴露法或涂抹油类和护肤软膏；皮肤出现皮疹、轻度糜烂、溃破、脱皮时，可涂抹油类、护肤软膏和抗感染药膏。

（2）患儿每次大小便后，用温水洗净臀部及会阴皮肤（从前往后洗），并揩干，及时更换污湿的尿布，保持皮肤的清洁干燥。

（3）臀部皮肤溃破或糜烂时，禁用肥皂水清洗；必须清洗时，可以用手蘸水冲洗，避免用小毛巾直接擦洗。

（4）根据臀部皮肤受损程度选择油膏或药膏；涂抹时，不可在皮肤上反复涂擦，以免加剧疼痛和导致脱皮。

（5）保持臀部清洁干燥，重度红臀患儿所用尿布应煮沸，用消毒液浸泡或阳光下暴晒消毒。

知识拓展

（一）暴露法

在患儿臀下垫清洁尿布，不加包扎，尽量使患儿臀部皮肤暴露于空气中或阳光下。暴露时应注意保暖，一般每日暴露 2 ~ 3 次，每次暴露 20 ~ 30min。

（二）烤灯照射

烤灯照射时应有护士守护患儿，并扶持烤灯，不得离开。调整好灯泡与臀部的距离，不宜太近，避免烫伤。随时观察皮肤情况。男性患儿用尿布遮盖会阴部。

（三）判断患儿红臀程度的方法

红臀按皮肤损伤情况分为轻度和重度。轻度红臀表现为皮肤潮红。重度红臀又分为：

（1）重Ⅰ度：表现为局部皮肤潮红，伴有皮疹；

（2）重Ⅱ度：除重Ⅰ度表现外，还有皮肤小面积糜烂、溃破、脱皮；

（3）重Ⅲ度：表现为局部皮肤大片糜烂或表皮剥脱，有时可继发感染。

（四）红臀患儿油膏或药膏的选择方法

根据患儿臀部皮肤受损程度选择油膏或药膏。

（1）轻度可选液体敷料、鞣酸软膏、植物油（如芝麻油）、紫草油，或涂炉甘石搽剂、婴儿专用护臀霜。

（2）重Ⅰ、Ⅱ度可选鱼肝油膏、湿润烧伤膏或造口护肤粉等，湿润烧伤膏具有抗炎止痛、隔水、保护创面、促进皮肤修复再生的作用。

（3）重Ⅲ度可选康复新液，或同重Ⅰ、Ⅱ度用药，每日3～4次（涂药次数可根据患儿红臀的具体情况而定）。

（4）继发细菌或真菌感染时，可用抗生素软膏，如莫匹罗星软膏涂抹局部，也可选红霉素软膏或硝酸咪康唑霜，每日2次（涂药次数可根据患儿红臀的具体情况而定），用至局部感染被控制。

☸ 操作评分标准

新生儿臀部护理技术操作评分标准

项目	技术操作要求	分值	扣分及原因	实际得分
准备质量标准20分	环境：安静、安全、光线适宜，屏风遮挡，温、湿度适宜	5		
	护士：按要求着装，洗手，戴口罩	5		
	物品：备齐用物，放置合理	5		
	患儿：协助患儿排便，并助其取舒适体位	5		
操作流程质量标准60分	核对患儿身份	5		
	解释目的	5		
	手消	3		
	清洗臀部，方法正确，动作轻柔	8		
	用小毛巾吸干皮肤水分	8		
	必要时涂抹护臀霜	8		
	包裹尿布，松紧适宜	8		
	告知患儿家长红臀护理的注意事项	5		
	整理用物	5		
	洗手，记录	5		

续表

项目	技术操作要求	分值	扣分及原因	实际得分
终末质量标准20分	操作过程中正确核对新生儿信息，严格执行核对制度	5		
	注意保暖	5		
	严格执行消毒隔离制度	5		
	臀部皮肤完整	5		
合计		100		

新生儿臀部护理技术

第七节　新生儿足跟血采集法

新生儿足跟血采集是新生儿疾病筛查的重要环节，是获取新生儿血标本的主要途径，也是新生儿血糖水平监测的主要方法之一。

目　的

当患儿需要少量血标本（<1mL）供化验用，如血常规、微量血电解质、肾功能、胆红素、血糖和血气分析，以及先天性甲状腺功能减退、苯丙酮尿症、葡萄糖-6-磷酸脱氢酶（G6PD）缺乏症等疾病的筛查等，可采用足跟采血。

护理评估

（1）评估患儿的胎龄、体重、日龄。
（2）评估足底皮肤情况。

操作前准备

（1）护士准备：仪表端庄，服装整洁，洗手，戴口罩。
（2）物品准备：①治疗车上层准备治疗盘，75％乙醇、无菌棉签、弯盘、一次性专用采血针、专用采血滤纸或适当的血样收集容器，必要时备安慰奶嘴；②治疗车下层准备锐器盒、污物分类桶。

（3）环境准备：安静、安全、清洁。

S **操作流程及操作要点**

核对	◆ 确认患儿身份，严格执行消毒隔离制度
确认位置	◆ 选择足后跟采血部位，新生儿外侧足踝前缘向足底外侧缘作垂直线，此线与足底外侧缘交界处为采血点
采集标本	◆ 用手指反复摩擦采血部位 1 ~ 2min，或局部热敷 ◆ 用皮肤消毒液常规消毒穿刺部位皮肤，局部消毒不严谨且针刺较深，可能会引起感染 ◆ 握住新生儿足跟，左手大拇指与其他四指呈C形 ◆ 用安全型自动采血针快速进针，深度 2 ~ 3mm ◆ 采血针自动弹回，可见血液自然流出，用适当容器收集血样，挤压采血部位或刮取血液，可发生溶血，造成高血钾的假象，在做电解质测定时应予以注意 ◆ 收集适量血样完毕后，用无菌棉球压迫采血部位止血，一般按压 5min，若是有出血倾向或出血不止，可加压包扎
操作后处置	◆ 整理患儿衣物，予舒适体位 ◆ 整理用物、洗手、记录 ◆ 标本送检

图 **评 价**

（1）严格执行核对制度，新生儿身份识别正确。

（2）严格执行消毒隔离制度，足底皮肤无感染情况。

（3）动作轻柔，注意保暖。

⚠ 注意事项

（1）观察患儿采血部位有无继续出血。

（2）观察患儿是否疼痛。

⟨⋯⟩ 知识拓展

新生儿足跟采血常见并发症及防范措施：

（一）感染、蜂窝织炎

（1）严格执行无菌技术操作。

（2）如发生感染，可采集感染部位的组织做培养并使用敏感抗生素。

（二）跟骨骨髓炎

（1）如在跟部中央穿刺过深，则可能引起跟骨骨髓炎。

（2）如果发生跟骨骨髓炎，应该做组织培养并在培养结果出来前给予广谱抗生素治疗。

（三）足部瘢痕形成

避免在同一部位多次穿刺，必要时可考虑其他采血方法。

（四）疼痛

操作时应注意观察患儿对疼痛的反应，可采用新生儿疼痛评分量表进行疼痛评分，根据评分结果选择合适的镇痛措施，包括安慰奶嘴、口服蔗糖水、母乳喂养或采用药物止痛。

操作评分标准

新生儿足跟血采集法操作评分标准

项目	技术操作要求	分值	扣分及原因	实际得分
准备质量标准 20 分	评估：患儿的胎龄、体重、日龄，足底皮肤情况	5		
	护士：仪表端庄，服装整洁，动作迅速，洗手，戴口罩	5		
	物品：治疗盘、75％乙醇、棉签、弯盘、一次性专用采血针、专用采血滤纸或适当的血样收集容器、安慰奶嘴等	5		
	环境：安静、安全、清洁	5		
操作流程质量标准 60 分	核对确认患儿身份	5		
	解释	5		
	选择足后跟采血部位	5		
	用手指反复摩擦采血部位 1 ~ 2min，或局部热敷	5		
	用皮肤消毒液常规消毒穿刺部位皮肤	5		
	握住新生儿足跟	5		
	用安全型自动采血针快速进针	5		
	采血针自动弹回，可见血液自然流出，用适当容器收集血样	5		
	收集适量血样完毕后，用无菌棉球压迫采血部位止血	5		
	整理患儿衣物，予舒适体位	5		
	整理用物、洗手、记录	5		
	标本送检	5		

续表

项目	技术操作要求	分值	扣分及原因	实际得分
终末 质量 标准 20分	严格清洁手部卫生	5		
	操作动作轻柔，严格执行核对制度，严格执行皮肤消毒	5		
	注意保暖	5		
	标本送检	5		
合计		100		

新生儿足跟血采集法

第八节 新生儿亚低温治疗技术

新生儿出生过程中长时间处于窒息的状态，可能会引发严重的脑部缺血、缺氧，进而引发脑细胞死亡、脑功能衰竭，危害性极大。临床使用药物穿越血脑屏障的难度较大，亚低温治疗作为治疗该病的新型手段，具有广阔的应用前景。国际上按照体温降低的程度，将轻、中度低温统称为亚低温（28～35℃）。当机体处于亚低温状态的时候，脑细胞代谢水平和代谢速度将会明显降低和减缓，能够减少窒息后再灌注造成的颅脑损伤，减轻脑部神经细胞的死亡，从而达到治疗的目的，改善电生理及功能预后。

目 的

通过亚低温治疗，减少机体的耗氧量，保护脑细胞，减少神经系统的并发症及后遗症，从而提高患儿生存质量。

护理评估

（1）核对患儿信息。
（2）评估患儿的病情、肢端颜色。

操作前准备

（1）护士准备：着装规范、洗手、戴口罩、戴手套。

（2）患儿准备：给予舒适体位。

（3）用物准备：亚低温治疗仪性能完好。①治疗车上层准备治疗巾，必要时准备纯净水、肛套、液状石蜡；②治疗车下层准备污物分类桶。

（4）环境准备：清洁、安静，室温适宜。

操作流程及操作要点

评估	♦ 评估患儿病情、胎龄、体重、日龄（注意亚低温治疗越早效果越好，最好出生6h以内），是否具有适应证使用亚低温治疗
物品准备	♦ 准备亚低温治疗仪器及相关配件，目前常用的亚低温治疗有选择性头部亚低温（冰帽系统）和全身亚低温（冰毯系统）两种方式，可根据临床应用进行选择
初步降温	♦ 关闭暖箱或辐射台电源、去除新生儿目前的加温状态
添加灭菌水	♦ 将灭菌水加入亚低温仪器水箱内至适宜水位线
安置温度传感器	♦ 安置各温度传感器，特别是肛温传感器，置入肛门内5cm左右，持续监测患儿核心温度，佩戴合适冰帽或选择大小适宜的冰毯
目标温度的设置	♦ 选择性头部亚低温治疗时，直肠温度维持在34.5 ~ 35℃ ♦ 全身亚低温时，直肠温度维持在33.5 ~ 34℃，可接受温度为33 ~ 34.5℃
打开仪器	♦ 打开电源开关，设备进行自检
设置模式	♦ 根据患儿病情设置系统模式，每1 ~ 2h体温降低1℃，不宜降温过快
监测生命体征	♦ 采用心电监护仪持续监测患儿生命体征
记录	♦ 记录亚低温治疗开始时间
肛温传感器	♦ 观察肛温传感器位置，防止因传感器脱落后肛温监测数据升高导致冰帽或冰毯持续降温

冰帽及冰毯管理	冰帽及冰毯保持清洁、干燥，检查有无漏水等情况
皮肤护理	每2h翻身一次，检查全身皮肤是否完好，受压部位可以使用人工皮等进行保护
观察神经系统症状	观察患儿神经系统症状，有无惊厥表现，根据情况进行脑功能监测
监测患儿生命体征	持续监测患儿体温，若高于或低于目标温度，协助医生进行调节 高于目标温度，可以调低冰帽或冰毯温度 低于目标温度，除调高冰帽或冰毯温度外，还可以开启暖箱或远红外辐射式抢救台电源给予维持体温 亚低温治疗期间，患儿心率会有所下降，当降至80次/分时，需停止亚低温治疗或根据患儿情况进行积极处理
护理记录	初始降温阶段1～2h内达到治疗的目标温度，每15min记录一次，维持阶段一般为72h 达到目标温度后1h内，每15min记录一次，之后每2h记录一次 复温阶段每1h记录，直至体温恢复至36.5℃后常规记录
自然复温	关闭亚低温治疗按钮，去除冰帽或冰毯，开启远红外辐射式抢救台 打开电源或暖箱电源，逐渐开始复温
人工复温	使用亚低温治理仪设定直肠温度每2h升高0.5℃，直至体温升至36.5℃，去除冰帽或冰毯
清空灭菌水	及时放空水箱、冰帽及冰毯内灭菌水
清洁消毒备用	将设备按使用说明采用适宜的清洁、消毒方法消毒备用

评 价

（1）患儿体温得到有效控制，逐渐降至正常范围。
（2）患儿获得足够的热量、电解质和各种营养物质，无脱水表现。
（3）患儿未发生冻伤。

⚠ **注意事项**

1．专人管理

亚低温治疗仪属于高风险类设备，应由专人使用、管理与日常维护，做好使用记录。

2．肛温监测

肛温监测的数据为亚低温治疗的重要指标，因此必须保证肛温传感器位置正确。部分亚低温治疗仪通过肛温设置自动调节冰毯温度，以达到适宜的亚低温治疗。但部分设备的肛温只是监测指标，冰帽温度设置后需要连续监测肛温来确认冰帽温度是否适宜，需要动态调整冰帽温度以达到适宜的治疗温度，类似于暖箱的肤温控制模式及箱温控制模式。

3．定期门诊随访

使用亚低温治疗的患儿，需对其进行定期的门诊随访，直至出生后 18 个月。

4．并发症及护理要点

（1）生命体征。低温可引起呼吸减慢，换气量和潮气量下降，甚至呼吸抑制；低温也可使心率减慢、血压下降，并伴有心电图改变，严重时出现心律失常、心房颤动、心室颤动等。出现低温的并发症与体温的控制情况密切相关。因此，要严格按规程进行体温控制，专人护理，备齐各种抢救设备及药物等，给予床旁 24h 连续监测心率、血压、呼吸、血氧饱和度，并观察患儿神经系统症状，严格交接班，做好记录。若出现并发症及时通知医生并配合积极处理。

（2）低血容量性休克。复温过程中，由于血管扩张，回心血量减少，致有效循环血量减少，可能出现血压下降而发生低血容量性休克，因此，要严格按亚低温治疗规范操作，复温速度不宜过快，一旦发生复温休克，积极配合医生处理。

（3）医源性皮肤损伤。低温治疗时皮肤和肌肉血管呈收缩状态，抵抗力减低，容易出现皮肤冻伤或压疮。因此，要每 1 ～ 2h 为患儿翻身和活动肢体，每次翻身时注意整理各种管路，以防止皮肤受压，并观察末梢循环状况，按摩受压部位，改善血液循环。

（4）凝血功能紊乱。要密切观察患儿有无出血征象，及时进行凝血功能测定。常见为消化道出血，因此常规为患儿安置胃管，观察胃液及大便颜色，出现出血征象时，积极配合医生处理。

（5）复温时易发生反跳性高热。复温时速度不宜过快，要严格执行操作规程，并注意密切观察意识、瞳孔和生命体征改变。

（6）低温状态时，肝肾灌注不足容易引起肝肾功能受损。因此，要准确记录出入量，遵医嘱及时补充液量。出现并发症时，积极配合医生处理。

（7）亚低温治疗患儿抵抗力下降，容易出现感染。因此，要加强医院感染管理，做好环境清洁消毒、医务人员手部消毒、各种物资设备清洁消毒等，严格落实无菌技术操作原则。

⟨⟩ **知识拓展**

（一）亚低温治疗的含义

亚低温治疗是指为达到治疗疾病的目的而控制性地将患儿体温水平降低的一种治疗方法。

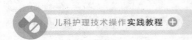

降温的方法有体表降温法和静脉降温法。体表降温法是目前临床应用最为广泛的亚低温治疗方法，包括采用温水擦浴、冰袋及冰毯。静脉降温法可分为血管内热交换降温法、大量低温液体快速输注法、选择性脑低温灌注法。

（二）低体温的划分标准

国际上将低体温分为超轻度（35～36℃）、轻度（33～35℃）、中度（28～32℃）、深度（17～27℃）和超深度（≤16℃），其中超轻度、轻度、中度低温统称为亚低温。低于28℃易诱发低血压、心律失常及其他并发症。临床上常使用的亚低温为32～36℃。

操作评分标准

新生儿亚低温治疗技术操作评分标准

项目	技术操作要求	分值	扣分及原因	实际得分
准备质量标准20分	评估：患儿病情、胎龄、体重、日龄	5		
	护士：按要求着装，洗手，戴口罩	5		
	物品：备齐用物，放置合理	5		
	环境：安静、安全，温、湿度适宜	5		
操作流程质量标准60分	核对	5		
	准备亚低温治疗仪器并检查性能	5		
	初步降温	5		
	添加灭菌水至亚低温仪器水箱内	4		
	安置温度传感器	6		
	目标温度的设置	6		
	打开仪器	4		
	设置模式	5		
	密切监测生命体征及病情并做好记录	5		
	做好皮肤护理	5		
	复温：自然复温，人工复温	5		
	整理用物，手消，记录	5		
终末质量标准20分	正确核对新生儿信息，严格执行核对制度	5		
	严格无菌技术操作	5		
	患儿体温得到有效控制	5		
	患儿未发生冻伤	5		
合计		100		

新生儿亚低温治疗技术

第九节　新生儿抚触技术

作为一种新型的科学育婴方法，新生儿抚触是对新生儿的皮肤、机体等进行触摸，从而对新生儿的感觉器官的发育形成刺激，使新生儿的生理成长以及神经系统反应得到增长，对外部环境的认知得到增加的护理方式。

目　的

促进肠胃蠕动及食物消化，利于排便，减少黄疸及喂养不耐受的发生；促进血液循环，减轻四肢水肿、硬肿；促进新生儿神经系统发育，增强应激能力；提高机体的免疫力。

护理评估

（1）评估婴儿的胎龄、体重、日龄以及疾病的严重程度。选择两餐进食之间，患儿不宜太饱或太饿。抚触最好在患儿沐浴后、清醒时进行。

（2）评估婴儿全身皮肤完整性、脐部情况和行为反应。

操作前准备

（1）护士准备：衣帽整洁、剪指甲（短而钝）、洗手。

（2）婴儿准备：婴儿进食前1h或进食2h后。

（3）用物准备：平整的操作台、温度计、婴儿润肤油、婴儿尿布及衣服、包被。

（4）环境准备：整洁、安全，室温维持在26～28℃，关闭门窗，光线柔和，有条件可以放一些轻柔、有节奏的背景音乐。

操作流程及操作要点

评估	♦评估生命体征及病情，判断有无禁忌证 ♦时机：两餐进食之间进行操作，防止翻动引起患儿呕吐，一般选择沐浴后进行
手卫生	♦清洁双手，严格按照七步洗手法洗手，再进行手消毒，温暖双手
用物准备	♦辐射台、暖箱、加热器、空调、润肤油、浴巾

环境准备	◦ 提高温度至 26~28℃，光线柔和，可以播放一些轻音乐

唤醒新生儿	◦ 操作者先温暖双手，轻轻抚触新生儿，将其唤醒，置于仰卧位，与抚触者相对

脱去衣物	◦ 将患儿衣物脱去，保留尿裤，注意用浴巾保暖

润肤油润滑	◦ 倒适量润肤油于手心，将其揉擦于全手掌

头面部	◦ 操作者双手的大拇指放在新生儿双眉中心，其余的四指放在新生儿头的两侧，拇指从眉心向太阳穴的方向进行滑动，到太阳穴处轻压双手 ◦ 拇指放在新生儿下颌正中央，其余四指置于新生儿脸颊两侧，双手拇指斜向外上方滑动式抚触，过双脸颊至双耳下方，让唇呈微笑状 ◦ 十指并拢，用指腹及手掌面从前额发际抚向脑后，最后在耳后乳突处轻压

胸部	◦ 两手分别放于胸部外下方 ◦ 右手自患儿左肋缘滑向右上侧，滑动按摩至患儿右肩部 ◦ 左手自患儿右肋缘滑向左上侧，滑动按摩至患儿左肩部 ◦ 形成一个交叉的X形，左侧抚触时尽量避开心脏位置

腹部	◦ 解开尿裤，暴露腹部，尿裤上缘遮盖会阴，防操作过程中婴儿小便影响两手，依次从婴儿的右下腹向左下腹移动，呈顺时针方向画半圆，避开脐部和膀胱 ◦ 用右手在婴儿左腹由上向下画一个英文字母"I"，由左至右画一个倒写的"L" ◦ 沿横结肠下滑到乙状结肠及降结肠，再由左向右画一个倒写的"U"，喻示着"我爱你"

四肢	◦ 双手呈半圆形交替握住新生儿上臂向腕部滑行，在滑行过程中，从近端向远端分段挤捏上肢 ◦ 双手手掌对夹上臂，从上到下搓滚手臂，用两拇指的指腹从婴儿掌面交叉，沿大小鱼际向手指方向推进 ◦ 捏拉手指各关节 ◦ 对侧及双下肢做法相同

背部	● 将新生儿呈俯卧位，头偏向一侧，尽量暴露臀部，以脊椎为中线，双手与脊椎成直角，向相反方向重复移动双手，从背部上端开始，移向臀部 ● 用双手指腹分别从头顶沿脊椎向下滑动至尾椎，中指处于脊椎线上，较其他四指稍用力 ● 双手在两侧臀部做环形抚触
动作要领	● 每个部位动作重复 4 ~ 6 次，动作连贯，力度适中，每次抚触的时间为 5 ~ 15 min
体位	● 继续置患儿于舒适卧位

评　价

家长学会婴儿抚触的方法并了解注意事项，能够叙述知识要点。

⚠ 注意事项

（1）抚触的持续时间：以患儿能耐受为宜，初次时间可稍短一些，适应后可延长时间，但不宜超过 15 min。

（2）部分抚触：一个标准的抚触全流程见上述操作步骤，但临床住院新生儿中，由于病情限制，可以完成单部分的操作，如腹部稍胀、排便不畅的新生儿重点选择腹部抚触，促进排气排便；下肢水肿、硬肿患儿重点选择肢体抚触，以促进水肿、硬肿消退。

（3）力度掌握：抚触时动作要轻柔细致，但过轻不能起到刺激肌肤感受器、按摩的作用，过重可能损伤皮肤，引起疼痛等不适刺激，因此要把握好抚触的力度，可先由轻入手，根据新生儿情况逐渐稍加力至适度。

（4）情感交流抚触不是一种机械运动，它由按摩者和新生儿共同完成，在抚触的全程中要充满爱意，要边做边望着婴儿进行眼神交流，说"我爱你""宝宝棒""宝宝乖"等话语进行感情交流。

（5）抚触中密切观察新生儿反应、皮肤颜色等，若出现哭吵不止或生命体征改变，应立即停止抚触，进行相应处理。

知识拓展

（一）婴儿抚触操作的最佳时间

抚触应在两餐之间进行，不宜太饱或太饿，最好在婴儿沐浴后、婴儿清醒时进行。

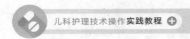

（二）出院时需告知家长的注意事项

（1）观察婴儿大小便次数、量及性质，若有便秘出现，需进行处理，促进婴儿粪便及胆红素排出。

（2）观察婴儿体温、呼吸、脉搏、皮肤黄染、哭声、吸吮力等情况。若黄疸迅速加重，出现拒食、嗜睡等表现，需就诊。

操作评分标准

新生儿抚触技术操作评分标准

项目	技术操作要求	分值	扣分及原因	实际得分
准备质量标准 20 分	评估：①核对母亲及新生儿信息	2		
	②婴儿的胎龄、体重、日龄以及疾病严重程度	3		
	③婴儿全身皮肤完整性，脐部情况和行为反应	2		
	护士：着装规范，洗手，剪指甲（短而钝）	3		
	物品：平整的操作台、温度计、婴儿润肤油、婴儿尿布及衣服、包被	5		
	环境：整洁、安全，室温维持在 26 ~ 28℃，关闭门窗	5		
操作流程质量标准 60 分	核对新生儿的信息无误	3		
	唤醒新生儿，将其置于仰卧位	3		
	脱去衣物，注意用浴巾保暖	5		
	适量润肤油润滑	3		
	头、面部抚触手法正确	6		
	胸部抚触手法正确	6		
	腹部抚触手法正确	6		
	四肢抚触手法正确	6		
	背部抚触手法正确	6		
	正确穿戴尿布、衣物	3		
	置患儿于舒适卧位	3		
	向家长交代注意事项	5		
	整理用物	2		
	记录规范	3		
终末质量标准 20 分	操作过程正确核对新生儿信息，严格执行核对制度	5		
	抚触动作轻柔、用力适度	5		
	抚触中与新生儿有情感交流	5		
	家长能掌握新生儿抚触方法和知识要点	5		
合计		100		

新生儿抚触技术

第十节　新生儿沐浴技术

新生儿沐浴是新生儿清洁皮肤最简单、最有效的方法之一，在医院和家庭都适用。

目　的

使新生儿皮肤清洁、舒适，避免感染，及时发现全身皮肤有无情况并积极处理。

护理评估

（1）评估婴儿身体情况，有无禁忌证，如出生后体温未稳定、新生儿窒息、颅内出血、产伤等严重疾病不宜进行沐浴。

（2）皮肤状况，有无黄疸、红疹、脓疱疹、脱屑等情况。

（3）沐浴前 1h 是否有喂奶。

（4）环境温度适宜，清洁安全。

操作前准备

（1）护士准备：衣帽整洁、剪指甲（短而钝）、洗手。

（2）婴儿准备：婴儿进食前 1h 或进食 2h 后。

（3）用物准备：流水设备（水温 37 ~ 39℃）、婴儿体重秤、平整便于操作的处置台、澡盆、水温计、热水、大小毛巾（洗头、洗身体分开）、婴儿沐浴洗发露、婴儿爽身粉、婴儿润肤露、护臀霜、婴儿尿布、换洗衣服、包被、无菌棉签、安尔碘或乙醇、磅秤、弯盘，根据需要备石蜡油、指甲剪等。

（4）环境准备：整洁，安全，室温维持在 26 ~ 28℃，关闭门窗。

操作流程及操作要点

核对 评估	◦ 核对产妇腕带，新生儿被签 ◦ 评估是否有沐浴指征 　日龄，出生后体温是否稳定 　出生体重 　呼吸及血氧饱和度，是否需要氧疗 　全身皮肤是否完整，有无破损、皮疹、硬结等 　神经系统症状，是否需要静卧 　是否有中心静脉导管，是否在输液中

沐浴前	● 操作台上按照使用顺序备好浴巾、衣服、尿布、包被等 ● 浴盆内备热水，用水温计测量水温，水温 37~39℃ ● 核对婴儿信息，将婴儿放于操作台上，解开包被，脱衣服、解尿布，第 1 次沐浴的新生儿用婴儿润肤油擦去皮肤及皱褶处的胎脂 ● 用毛巾包裹称体重
洗头 洗脸	● 护士左臂夹住新生儿，左手手掌托住其头颈部，右手用毛巾由眼角内向外擦去分泌物（有眼部分泌物者先行眼部护理，并注意先擦洗无分泌物侧，避免毛巾使用导致交叉感染），再擦洗面部，包括耳后皮肤褶皱处 ● 左手拇指和中指将新生儿双耳郭向内盖住耳孔（防止水流入耳道内造成感染），使用毛巾润湿头部，必要时涂抹洗发露，特别注意枕后平卧受压部位的清洁，冲洗干净，避免眼、耳、鼻进水
入盆洗澡	● 左手握住婴儿左肩及腋窝处，使头额部枕于操作者左前臂，右手握住婴儿左腿靠近腹股沟处，轻放婴儿于水中 ● 保持左手的握持，用右手抹沐浴液，按顺序洗颈下、胸、腹、腋下、上肢、手、会阴、下肢，边洗边冲净沐浴液 ● 以右手从婴儿前方握住婴儿左肩及腋窝处，使其头颈部俯于操作者右前臂，左手抹沐浴液，清洗婴儿后颈、背部、臀部及下肢，边洗边冲净沐浴液
出盆 皮肤护理	● 将婴儿从水中抱出，迅速用大毛巾包裹全身并将水分吸干，用毛巾包裹测体重并记录 ● 用安尔碘或乙醇环形消毒脐带残端和脐周 ● 必要时在颈下、腋下、腹股沟处撒爽身粉，注意遮盖会阴 ● 臀部擦护臀霜
操作后	● 包好尿布、穿衣，核对被签、腕带，检查字迹是否清晰，若脱落，补上 ● 包好睡袋，送至床旁，核对产妇腕带和新生儿被签 ● 整理用物，登记体重，做好记录

评 价

（1）操作熟练，方法正确，动作规范、轻柔、节力，患儿舒适。

（2）婴儿脐部干燥，全身皮肤无破损，无感染性疾病发生。

（3）家长掌握婴儿沐浴的方法和注意事项，能够叙述知识要点。

（4）擦拭腋窝、肘窝、腹股沟、腘窝等血管丰富处，应适当延长时间，有利于增加散热。

⚠ 注意事项

（1）严格执行身份核对。

（2）水温适宜，实施盆浴时先放冷水，再加热水。

（3）包裹适当，抓握稳当，地面保持干燥。

（4）整个沐浴过程中评估患儿面色、全身皮肤颜色、反应、肌张力、全身皮肤是否完好、有无腹胀、有无红臀、有无尿布疹以及腹泻等，发现异常需立即处理。

（5）水温、室温适宜，注意保暖。

⟨⟩ 知识拓展

（1）头部皮脂结痂的处理，患儿头部皮脂结痂普通清洗不易去除，不能过度用力，可使用液体石蜡、润肤油等涂抹，待软化后再进行清洗。

（2）家长陪同式新生儿沐浴方式能够促进新生儿和家长的互动，提高新生儿的睡眠质量，促进新生儿的生长发育。

ŏ 操作评分标准

新生儿沐浴技术操作评分标准

项目	技术操作要求	分值	扣分及原因	实际得分
准备质量标准20分	评估：新生儿身体状况、皮肤情况，沐浴前1h是否吃过奶	5		
	护士：着装整齐，洗手	5		
	标准物品：物品齐全，放置合理	5		
	环境：清洁、安全、室温26～28℃、水温37～39℃	5		
操作流程质量标准60分	核对、解释目的，核对产妇腕带和新生儿被签	5		
	置婴儿于操作台上，解开睡袋，盆中放水并试水温	4		
	核对被签、腕带和性别	3		
	脱衣服、解尿布	3		
	擦去胎脂（第1次沐浴）	3		
	毛巾包裹称体重	3		
	拭去眼部分泌物，洗净面部、耳后、头发、颈部	6		
	放婴儿入盆，沐浴液涂抹全身，顺序正确	8		
	清水冲洗干净	5		
	大毛巾包裹吸干水分	3		
	脐部涂75%乙醇，臀部涂护臀膏	5		
	穿清洁尿布和衣服	3		
	核对被签、腕带，检查字迹是否清晰，若脱落，补上	3		
	包好睡袋，送至床旁，核对产妇腕带和新生儿被签	3		
	处理用物、洗手、记录	3		

续表

项目	技术操作要求	分值	扣分及原因	实际得分
终末 质量 标准 20 分	严格执行核对制度 动作轻柔、稳重、准确 程序正确 操作安全、无污染	5 5 5 5		
合计		100		

新生儿沐浴技术

第十一节 新生儿置暖箱技术

新生儿尤其是早产儿，其体温调节中枢功能发育并不完善，其汗腺功能不足，极易因热量的丧失而导致体重下降。早产儿出生后，在温度较低的外界环境中，其机体损耗的热量较高，因此需要更多的热量来对其体温进行维持，影响身高以及体重的增长。新生儿暖箱主要是模拟子宫环境，为早产儿提供继续生长发育的条件。

目 的

（1）提供适宜新生儿的温度和湿度环境，使其体温维持在正常范围，促进新生儿发育。
（2）可用于在暖箱暴露患处皮肤的患儿，如脓疱疮、尿布疹等皮肤受损患儿。

护理评估

（1）患儿的胎龄、体重、日龄，测量生命体征。
（2）患儿家长的心理状况，是否存在紧张、焦虑等情绪。

操作前准备

（1）护士准备：仪表端庄，服装整洁，洗手，戴口罩。
（2）患儿准备：患儿清洁、舒适，除尿裤外全身裸露。

（3）物品准备：已清洁消毒的暖箱、蒸馏水、肤温探头、温湿度计、床单、棉垫、小毛巾，必要时备电源插座。

（4）环境准备：安静、安全、舒适、整洁，室温维持在 24 ~ 26℃，湿度 55% ~ 65%。

⑤ 操作流程及操作要点

检查暖箱并预热	♦ 准备已清洁、消毒的暖箱，检查其结构、功能是否完好 ♦ 水箱内加入灭菌注射用水至水位线 ♦ 接通电源，开启电源开关，检查暖箱各项显示是否正常 ♦ 将暖箱预热至 33 ~ 35℃
环境温度	♦ 暖箱温度受环境温度的影响，尤其是单层箱壁的暖箱，因此应尽量选择具有双层箱壁的暖箱，可以减少辐射热的损失 ♦ 调节室温 24 ~ 26℃，湿度 55% ~ 65%
暖箱放置	♦ 暖箱应避免放置在阳光直射、有对流风处及取暖设备附近，以免影响箱内温度的控制
铺被垫	♦ 用消毒布类，按规范铺好暖箱内被垫，检查输液孔等是否有脱落。脱落的输液孔会影响暖箱温度、升温速度及温湿度维持，因此应保持完好状态
评估	♦ 评估患儿日龄、体重、生命体征等情况
核对身份后入箱	♦ 暖箱温度达到预设值后，核对患儿身份，将其放入暖箱内，患儿裸身或仅着少量单衣、尿布
固定传感器	♦ 将皮肤温度传感器固定在婴儿上腹部
体位	♦ 根据病情选择合适的体位，提供"鸟巢"护理，并根据临床需要调节床位倾斜度
发育支持护理	♦ 在暖箱处铺上遮光布，减少强光线对患儿的刺激，在暖箱附近避免大声说话，开关箱门动作轻柔，减少噪声刺激

记录	◆记录入箱时间，暖箱温湿度
生命体征监测	◆观察患儿面色、呼吸、心率、体温变化，根据体温调节箱温并记录。在患儿体温未升至正常以前，应每小时测体温 1 次，正常后每 4h 测一次
减少箱门打开次数	◆一切护理操作应尽量在箱内集中进行，如喂奶、换尿布、皮肤护理、检查等操作可以从边门或袖口伸入进行，操作完毕及时关门，避免频繁打开箱门，以免箱内温度波动 ◆部分暖箱具有"风帘"功能，打开箱门时可以开启该功能，以减少热量散失引起温度波动
温度调节	◆暖箱温度调节应根据患儿监测后的体温进行，遵循循序渐进，严禁骤升骤降，以免患儿体温突然升降造成不良后果 ◆每次对暖箱温度及湿度进行调节后 0.5h，必须复测体温或使用暖箱温度传感器持续监测患儿体温
暖箱运行监测	◆使用中随时观察暖箱的使用效果，做好交接班 ◆暖箱具有报警功能，发现故障及时终止使用，但仍可能出现未报警的故障。因此，对运行中的暖箱需要监测运行状态，必要时使用外置监测装置进行监测
安全防护	◆暖箱使用中为一个相对密闭的系统，打开箱门时注意保护患儿，防止坠地 ◆大部分暖箱的内置操作垫具有外拉功能，便于工作人员操作，在回退及关闭箱门时注意患儿肢体、输液管路、引流管路等，防止压伤或夹闭
每日清洁	◆保持暖箱清洁，使用期间每天用消毒液（消毒液也可根据不同型号、规格、暖箱出厂说明书进行选择，应考虑各配件部分对消毒液的耐受情况，也可以选择季铵盐消毒纸巾）擦拭暖箱外壁，然后再用清水擦拭一遍
湿化用水更换	◆暖箱湿化器使用灭菌注射用水，每天更换 1 次
每周彻底消毒	◆使用中暖箱每周更换一次，并进行全面彻底消毒

定期清洗、更换空气净化垫	◆ 暖箱空气净化垫根据情况定期进行清洗，层流病房空气净化效果佳，一般每 3 个月清洗、更换，非层流病房建议每月清洗、更换
终末消毒	◆ 患儿出暖箱后，将暖箱各配件拆卸，使用消毒液擦拭、消毒暖箱，清洁、湿化水槽等，进行终末消毒
细菌学采样检测	◆ 定期采样进行细菌学监测，包括常态及消毒后暖箱，对采样不合格的暖箱应分析原因、整改并复查
出箱条件	◆ 体重达 2 000 g 以上，室温在 22 ~ 24℃时能维持正常体温，一般情况良好，吸吮力良好有力者 ◆ 患儿在暖箱中生活 1 个月以上，体重虽不到 2 000 g，但一般情况良好者 ◆ 皮肤破损好转、愈合，无须暴露观察者
核对身份	◆ 核对患儿手脚腕带及床头卡
保暖记录	◆ 为患儿穿好衣物，包好包被等。记录出暖箱时间
监测体温	◆ 出暖箱后监测患儿体温是否能维持正常，根据情况选择保暖方式
清洁消毒暖箱	◆ 将患儿使用后的暖箱清洁、消毒备用，备用暖箱闲置超过一定时间建议重新进行消毒

评 价

（1）患儿体温维持在 36.5 ~ 37.5℃，暖箱工作正常。
（2）患儿呼吸平稳，双肺听诊未闻及干湿啰音，无呼吸暂停及青紫。
（3）患儿母乳或配方奶喂养，吃奶量正常。
（4）患儿全身皮肤完整无破损，无感染性疾病发生。
（5）患儿家长了解疾病的相关知识，并配合医护工作。

注意事项

（1）注意保持患儿体温，维持在 36.5 ~ 37.5℃，使用肤控模式时应注意探头是否脱落，避免造成患儿体温不升的假象，导致箱温调节失控。

（2）暖箱所在房间室温应维持在 24～26℃，以减少辐射散热，避免放置在阳光直射、有对流风处及取暖设备附近，以免影响箱内温度。

（3）操作应尽量在箱内集中进行，如喂奶、换尿布及检查等，并尽量减少开门次数和时间，以免箱内温度波动。

（4）接触患儿前，必须洗手，防止交叉感染。

（5）注意观察患儿情况和暖箱状态，如暖箱报警，应及时查找原因，妥善处理，每0.5～1h调节箱温不超过0.5℃，以免患儿体温波动过大造成不良影响。

（6）保持暖箱的清洁，每天清洁暖箱，并更换蒸馏水，每周更换暖箱1次，彻底清洁、消毒，定期进行细菌监测。

（7）停用暖箱时，先关闭暖箱电源再拔插头。

（8）做好温湿度记录，每班交接。

⟨⟩ 知识拓展

不同出生体重早产儿暖箱温度（适中温度）参考值

出生体重/kg	暖箱温度/℃			
	35	34	33	32
1.0～1.5	10天内	10天后	3周后	5周后
1.5～2.0	—	10天内	10天后	4周后
2.0～2.5	—	2天内	2天后	3周后
>2.5	—	—	2天内	2周后

☺ 操作评分标准

新生儿置暖箱技术操作评分标准

项目	技术操作要求	分值	扣分及原因	实际得分
准备质量标准20分	评估：①患儿的胎龄、体重、日龄，测量生命体征	3		
	②患儿家长的心理状况，是否存在紧张、焦虑等情绪	3		
	环境：安静、安全、舒适、整洁，室温维持在 24～26℃	3		
	护士：按要求着装，洗手，戴口罩	4		
	物品：备齐用物，放置合理	4		
	患儿：清洁、舒适，家长理解并配合	3		

项目	技术操作要求	分值	扣分及原因	实际得分
操作流程质量标准60分	核对医嘱	3		
	检查暖箱性能，放置合理，铺好暖箱内被垫	4		
	核对、评估患儿	3		
	调节暖箱温湿度	3		
	暖箱温度达到预设值后，核对患儿身份	3		
	手消，将患儿放入暖箱内	3		
	固定传感器，选择合适的体位	3		
	提供"鸟巢"护理	4		
	手消，记录入箱时间，暖箱温湿度	4		
	密切监测患儿生命体征及暖箱的运行情况	7		
	加强患儿的安全防护	5		
	核对医嘱，评估患儿出箱条件	4		
	核对患儿身份	3		
	为患儿穿好衣物，包好棉被	3		
	整理用物，暖箱按要求进行消毒	5		
	洗手，记录	3		
终末质量标准20分	严格执行核对制度	5		
	严格执行消毒隔离制度并定期进行细菌学检测	5		
	皮肤完整、无破损，无感染性疾病发生	5		
	家长了解疾病的相关知识，并配合医护工作	5		
合计		100		

新生儿置暖箱技术

第十二节　新生儿开放式远红外辐射台使用技术

　　新生儿辐射抢救台可通过加热管保持恒温环境，并可通过肤温传感器监测新生儿体温，减少因低温引起的问题。新生儿辐射抢救台为新生儿提供了良好的治疗环境，方便医护人员开展护理、治疗及抢救工作。

⊙ 目 的

给重症及手术前后需要密切观察病情变化的患儿创造一个温度适宜的环境，以保持患儿体温恒定。

▤ 护理评估

检查患儿全身皮肤情况、为患儿测量体温、了解患儿胎龄、出生体重、日龄及病症。

✎ 操作前准备

（1）护士准备：操作前洗手，戴口罩。

（2）用物准备：预先清洁消毒好的恒温辐射台，检查辐射台挡板是否牢靠，电源连接有无异常，检查辐射台各项指标是否正常，选择肤温模式，胶布、75%乙醇、无菌棉签、保鲜膜。

（3）环境准备：安静、整洁，室温 24 ~ 26℃，相对湿度 55% ~ 65%。

⑤ 操作流程及操作要点

患儿准备	◦ 核对新生儿的腕带及身份识别卡 ◦ 清洁患儿皮肤，避开皮肤破损处置辐射保暖台，仰卧位，头偏向一侧 ◦ 患儿不宜包裹过多、过紧，可以穿单衣或裸放
▼	
设备准备	◦ 接通电源，选择自动控制，远红外床预热至 36 ℃
▼	
设备操作	◦ 探头固定：探头金属面贴于皮肤，要牢固，不可脱落，以免床温限制加热，探头最佳位置为： 　仰卧时，将探头放置于患儿腹部剑突软骨与肚脐之间 　俯卧时，将探头放置于患儿背部，最好是在肾脏外 ◦ 设定肤温：36.5℃左右 ◦ 如需修改温度，必须按设置键，设置温度显示器再次闪烁时方可按加、减键进行温度调节 ◦ 根据病情，将塑料薄膜覆于远红外挡板上，避免对流散热 ◦ 牢固放置暖床挡板，每次操作完毕后及时复位，保持辐射台清洁，及时清除奶渍、葡萄糖渍等污物 ◦ 定时监测体温：每 4h 监测体温一次，并记录 ◦ 患儿用包被包裹，注意保暖
▼	
处置	◦ 整理床单元 ◦ 处理用物，垃圾分类处理

观察	♦患儿的舒适度、生命体征。温度探头不可离开患儿的皮肤
记录	♦生命体征、辐射台温度

评 价

（1）患儿体温稳定，皮肤完好，无烦躁、高热、皮疹，可吃奶，可哭泣，口唇无发绀，大小便无异常，无脱水，辐射台工作正常。

（2）皮肤探头位置正确，牢固。

注意事项

（1）室温 24 ~ 26℃，避免室温过低，导致升温慢，病房湿度 55% ~ 65%。

（2）辐射台不可放置在窗户、空调出风口处，避免对流散热。铺好床单位，检查床档，调节床头高度。

（3）禁忌证：2kg 以下的新生儿不宜长期使用辐射台保暖。

（4）探头的金属表面应与患儿皮肤接触，每 2h 更换探头位置。

（5）皮肤温度传感器的探头不可放置于患儿的身体下方，不可当作直肠温度计用，探头上不可覆盖毯子、尿片等物品。

（6）设定肤温，如需修改温度，必须按设置键，设置温度显示器再次闪烁时方可按加、减键进行温度调节。

（7）患儿处于休克或发热状态，禁止使用肤温模式。

知识拓展

（一）手控模式的使用

（1）该模式预期用于对患儿进行短时处理、急救或低体温的复温。

（2）使用过程中操作人员不得离开。

（3）需定时检查和测量患儿的体温，密切观察患儿体温的波动。

（4）设置状态下，操作人员可通过按加键或减键在 0 ~ 100% 范围内对加热输出比例进行调整设置。

（二）其他功能

1. 辐射台倾斜角度的调节功能

注意：辐射台倾斜时会影响床面温度的均匀性，只有处于水平位置时均匀性才最佳。

2. 辐射箱水平角度的调节功能

注意：辐射箱只有处于 0° 是最稳定的，并且床面受热也最均匀。

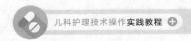

（三）X线拍片板

松开辐射箱后面的锁定手柄，移开辐射箱，摆好患儿体位及X光机位置；拍片时注意上好挡板，以防患儿活动坠床。

注意：缩短辐射箱离开的时间，防止因没有红外辐射热量的补充而急剧失热。

操作评分标准

新生儿开放式远红外辐射台使用技术操作评分标准

项目	技术操作要求	分值	扣分及原因	实际得分
准备质量标准20分	核对医嘱	2		
	评估：①核对新生儿姓名、手腕带、床头卡信息	3		
	②评估患儿胎龄、出生体重、日龄及病症	4		
	护士：仪表端庄，服装整洁，动作迅速，洗手，戴口罩	3		
	物品：开放式远红外辐射台、胶布、75%乙醇、棉签、保鲜膜	4		
	环境：整洁、安全，室温维持24~26℃，相对湿度55%~65%	4		
操作流程质量标准60分	检查电源，开放式远红外辐射台位置放置合理	6		
	接通电源，选择自动控制，远红外床预热至36℃	6		
	核对患儿的腕带及身份识别卡	6		
	清洁患儿皮肤，避开皮肤破损处	5		
	探头位置正确、固定，每2h更换探头位置	5		
	设定肤温：36.5℃左右	6		
	根据病情，将塑料薄膜覆于远红外挡板上，避免对流散热	5		
	牢固放置暖床挡板，每次操作完毕后及时复位，并保持辐射台清洁	5		
	病情观察、巡视到位，并记录	5		
	患儿用包被包裹，注意保暖	6		
	终末处置：开放式远红外辐射台终末清洁、消毒处理	5		
终末质量标准20分	严格清洁手部卫生	5		
	操作动作轻柔，正确核对新生儿信息，严格执行核对制度	5		
	注意保暖	5		
	开放式远红外辐射台终末处理方法正确	5		
合计		100		

新生儿开放式远红外辐射台使用技术

第十三节 新生儿袋鼠式护理技术

目的

新生儿袋鼠式护理是针对新生儿的照护模式，让父亲或母亲将孩子拥抱在胸前，借由皮肤与皮肤的接触，让孩子感受到母亲的心跳以及呼吸声，仿照子宫的环境，让新生儿可以在父母亲的拥抱及关爱中成长。

护理评估

护士了解患儿病情、年龄、意识状态、家长配合情况。

必需物品

毛毯、屏风（必要时）。父母亲：选择宽松、前开襟的长袍或罩衫；新生儿：尿布、帽子（必要时）；母乳喂养的母亲还要准备护垫或毛巾，以防乳汁外溢。

操作前准备

（1）护士准备：服装、鞋帽整洁，帮助家长进行袋鼠式护理，并教会家长严格按照七步洗手法进行手卫生消毒。

（2）父母亲准备：

①保持轻松、愉悦的心情。

②穿着轻松：穿着前开式，宽松、透气、吸汗的衣物。

③保持最佳状态：进行前需洗净身体，上完厕所、喝完水。

④自觉健康、精神良好、无感冒或腹泻、身上（前胸）无疹子或破皮。

（3）新生儿准备：

①评估：执行操作的最佳时机为两顿进食中间；观察新生儿2～5min，新生儿生命征象稳定后，方可执行。

②更换尿布。

③做好新生儿的保温工作：穿上小袜子、戴上小帽子。

（4）环境准备：

①室温维持：24～26℃。

②准备一张舒适、有靠背及扶手的躺椅和脚凳。

③隐秘且独立的空间。

④可以播放一些轻柔的音乐，帮助父母亲和新生儿更放松。

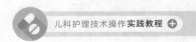

操作流程及操作要点

操作中	◦ 父母亲斜靠于躺椅上 ◦ 解开父母亲衣服的前襟，露出胸口皮肤 ◦ 脱去新生儿的衣服 ◦ 新生儿成 60°或 90°角，直立式趴着，紧贴在父母亲的胸口 ◦ 父母亲再以毛毯或衣服环抱新生儿的背部 ◦ 监测新生儿的情况，并提供父母亲所需要的协助
操作后	◦ 将新生儿抱入暖箱，予舒适的体位 ◦ 密切观察新生儿生命征象及反应 ◦ 与家长沟通、解释 ◦ 整理环境、用物

⚠ 注意事项

（1）避开有通风口的地方和太阳直射处，避免新生儿体温散失过快。

（2）父母亲在进行袋鼠式护理时肢体能有支托。

（3）因为父母亲需有身体上的暴露，至少需要使用屏风或围帘。

（4）父母亲的情绪是会感染给新生儿的。

（5）避免自己的需求打断新生儿的睡眠时间。

（6）生病时先暂停进行：若有感冒、发烧或肠胃不适等感染症状则需暂停，以免传染给新生儿。

（7）如存在肤色改变、气促、呼吸暂停、心搏过缓等症状时，不可进行袋鼠式护理。

（8）将尿布包裹的区域尽可能地减少，露出较多的皮肤与父母亲接触。

（9）体位舒适，必要时用靠垫支托肢体。

（10）母乳喂养的母亲使用护垫或毛巾，以防乳汁流出而弄湿婴儿。

（11）较虚弱的患儿，可采取倾斜的姿势来抱患儿，护士可以帮助患儿弯曲身体，让他的头靠在母亲头的另一侧。

（12）若患儿任何时候有不舒服的状况，都要马上停止；如果患儿入睡，头部下滑，需重新调整姿势；与新生儿说话时，给予轻柔的抚触，增加彼此的互动。

（13）初次可从 10 ～ 15 min 开始，之后再逐渐增加时间，至父母及患儿都满意的时间（通常为 30 min ～ 1 h）。

操作评分标准

新生儿袋鼠式护理技术操作评分标准

项目	技术操作要求	分值	扣分及原因	实际得分
准备质量标准20分	护士：服装、衣帽整洁，洗手，戴口罩	3		
	环境：室温维持 24～26℃；准备一张舒适、有靠背及扶手的躺椅和脚凳；隐秘且独立的空间；可以播放一些轻柔的音乐，帮助父母亲和新生儿更放松	5		
	父母亲：保持轻松、愉悦的心情；穿着前开式，宽松、透气、吸汗的衣物；保持最佳状态，进行前需洗净身体，上完厕所、喝完水；自觉健康、精神良好、无感冒或腹泻、身上（前胸）无疹子或破皮	6		
	新生儿：执行操作的最佳时机为两顿进食中间；观察患儿 2～5 min，新生儿生命征象稳定后，方可执行；更换尿布；做好新生儿的保温工作，穿上小袜子，戴上小帽子	6		
操作流程质量标准60分	核对、解释	4		
	父母亲斜靠于躺椅上	5		
	解开父母亲衣服的前襟，露出胸口皮肤	5		
	脱去新生儿的衣服	5		
	新生儿成 60°或 90°角，直立式趴着，紧贴在父母亲的胸口	7		
	父母亲再以毛毯或衣服环抱新生儿的背部	7		
	监测新生儿的情况，并提供父母亲所需要的协助	7		
	将新生儿抱入暖箱，予舒适的体位	5		
	密切观察新生儿生命征象及反应	5		
	与家长沟通、解释	5		
	整理环境、用物	5		
终末质量标准20分	严格执行核对制度	5		
	动作轻柔，注意保暖	5		
	操作方法正确	5		
	安全，无不良反应	5		
合计		100		

新生儿袋鼠式护理技术

第十四节 新生儿心肺复苏技术

新生儿窒息是胎儿因缺氧发生宫内窘迫或娩出过程中引起的呼吸、循环障碍，以致出生后1min内无自主呼吸或未能建立规律性呼吸，而导致低氧血症和混合性酸中毒。本病是新生儿伤残和死亡的重要原因之一。

目 的

（1）保持气道通畅，建立呼吸，维持正常循环。
（2）维持患儿体温处于正常水平。
（3）降低新生儿窒息的死亡率和伤残率。

护理评估

（1）评估孕母及胎儿B超情况。
（2）评估患儿是否足月，是否羊水清，是否有哭声或呼吸，肌张力是否好。
（3）各种复苏仪器设备是否完好。

操作前准备

（1）护士准备：衣帽整洁，修剪指甲，洗手，戴口罩。
（2）物品准备：新生儿辐射台、预热毛巾2条、吸引球或负压吸引装置、氧气装置、复苏囊及大小合适的面罩，心电监护仪。①治疗车上层准备各型号吸痰管、氧气管、听诊器、喉镜、气管导管、导管芯、各型号注射器、头皮针、无菌手套、安尔碘、无菌棉签、胶布、药品（0.1%盐酸肾上腺素、生理盐水等）、快速手消毒液；②治疗车下层准备锐器盒、污物分类桶。
（3）环境准备：安静、安全，保持室温24～28℃。

操作流程及操作要点

复苏前评估	◆评估：是否足月，肌张力是否好，是否有呼吸或哭声，羊水是否清亮 ◆尽快完成以上四项内容评估，任一项答案为否，即刻进行新生儿复苏术 ◆如羊水被胎粪污染，需立即评估新生儿活力（呼吸、肌张力、心率） ◆呼吸微弱、肌张力低、心率＜100次/分需气管插管，吸引胎粪

A 通畅气道	<ul><li>要求在生后 15 ~ 20 s 内完成</li><li>新生儿娩出后，立即置于预热好的辐射台上</li><li>温热干毛巾擦干头部及全身，减少散热</li><li>摆好体位，肩部以布卷垫高 2 ~ 2.5 cm，使颈部轻微伸仰</li><li>立即吸净口、咽、鼻黏液，先吸口腔，再吸鼻腔黏液，吸引时间不超过 10 s</li></ul>
B 建立呼吸	<ul><li>触觉刺激：拍打足底和摩擦婴儿背部来促使呼吸出现。婴儿经触觉刺激后，如出现正常呼吸，心率 > 100 次 / 分，肤色红润或仅手足青紫者可予观察</li><li>正压通气：触觉刺激，如无自主呼吸建立或心率 < 100 次 / 分，应立即用复苏器加压给氧；面罩应密闭遮盖下巴尖端、口鼻，但不盖住眼睛，通气频率为 40 ~ 60 次 / 分，吸呼比 1:2，压力以可见胸动和听诊呼吸音正常为宜。30 s 后再评估，如心率 > 100 次 / 分，出现自主呼吸可予以观察；如无规律性呼吸，或心率 < 100 次 / 分，需进行气管插管正压通气</li></ul>
C 恢复循环	<ul><li>气管插管正压通气 30 s 后，当心率 < 60 次 / 分或心率在 60 ~ 80 次 / 分不再增加时，应同时进行胸外心脏按压。可采用双拇指法：操作者双拇指并排或重叠于患儿胸骨体下 1/3 处，其他手指围绕胸廓托在后背；中食指法：操作者一手的中食指按压胸骨体下 1/3 处，另一只手或硬垫支撑患儿背部；按压频率为 120 次 / 分 (每按压 3 次，正压通气 1 次，每个动作周期包括 3 次按压和 1 次人工呼吸，双人配合，耗时约 2 s)，压下深度为 1.5 ~ 2 cm，按压放松过程中，手指不离开胸壁；按压有效时，可摸到股动脉搏动。胸外心脏按压 30 s 后评估心率恢复情况</li></ul>
D 药物治疗	<ul><li>建立有效的静脉通路</li><li>保证药物的应用：胸外心脏按压 30 s 不能恢复正常循环时，遵医嘱给予 1:10 000 肾上腺素 0.1 ~ 0.3 mL/kg，静脉或气管内注入；如心率仍 < 100 次 / 分，可根据病情酌情用纠酸、扩容剂，有休克症状者可给多巴胺或多巴酚丁胺；对其母在婴儿出生前 6 h 内曾用过麻醉药者，可用纳洛酮静脉或气管内注入</li></ul>
复苏后评估	<ul><li>患儿肤色红润，心率 > 100 次 / 分，自主呼吸好，反应及肌张力好，末梢循环正常</li></ul>
复苏后监护	<ul><li>监护主要内容为体温、呼吸、心率、血压、尿量、肤色和窒息所导致的神经系统症状</li><li>注意酸碱失衡、电解质紊乱、大小便异常、感染和喂养等问题</li></ul>
操作后处置	<ul><li>用物按消毒隔离原则处置</li><li>手消，记录复苏过程及患儿生命体征</li></ul>

评 价

（1）评估准确，操作熟练，方法正确。

（2）新生儿无损伤，体位适宜，呼吸道通畅。

（3）触觉刺激方法正确、力度适当。

（4）面罩紧扣口鼻，不漏气，固定方法正确。

（5）挤压复苏囊节律、频率规范，压力适中。

（6）胸外心脏按压部位、手法正确，力度适当。

（7）操作过程中注意观察新生儿呼吸、心率及肤色。

（8）患儿自主呼吸恢复，心率>120 次/分。

（9）抢救过程中患儿体温维持正常水平，抢救成功后转入新生儿重症监护室继续观察。

（10）家长了解患儿病情，焦虑程度减轻，能适应父母角色转变，对预后有一定的预期。

注意事项

（1）准备阶段。早产儿窒息的发生难以预料，分娩前做好会诊，分娩时需至少一名熟练掌握新生儿心肺复苏技术的人员在场，做好患儿抢救的准备工作。如生产前发现有高危因素存在，如羊水胎粪污染，预计分娩会有高度危险性，可能需要做难度更大的新生儿复苏，则至少应该有两人在产房内主要照料新生儿，一名应有熟练的复苏技能，另一人或更多人协助。分娩前将辐射保暖台电源打开并预热至 32 ~ 34℃，准备预热患儿的毛巾和包被。

（2）复苏程序严格按照ABCD步骤进行，顺序不能颠倒，复苏过程中严密心电监护。

新生儿复苏方案包含：①快速评估（或有无活力评估）和初步复苏；②正压通气和脉搏血氧饱和度监测；③气管插管正压通气和胸外按压；④药物和（或）扩容。同时注重患儿保暖。在复苏准备阶段时，准备一些预热、吸水性好的毛巾或者毯子，患儿娩出后立刻放置在一条毛巾上，摆正体位，清理气道，刺激呼吸后擦干大部分羊水，然后拿开潮湿的毛巾，用干净、预热毛巾擦干并刺激全身，擦干前后都需保证患儿头部处于"鼻吸气"体位。也可用一端开放的食品塑料口袋包裹或者保鲜膜包裹患儿躯干部，置于辐射保暖台抢救，尽量减少身体热量丧失，但应注意避免体温过高（高于 37.5℃），以免给早产儿带来不必要的伤害。

（3）适度触觉刺激：通过摆正体位、分泌物吸引和擦干都可以刺激新生儿呼吸。若新生儿呼吸不足，可拍打或弹足底两次、轻柔摩擦新生儿背部，刺激不应过度，以免造成伤害。

（4）摆正体位时注意采取"鼻吸气"体位，注意不可使患儿颈部伸展过度或者不足，以免阻碍气体进入。

（5）若患儿为早产儿，进行复苏时应在低氧浓度（21% ~ 30%）下开始，有条件的医院可以采用空—氧混合器控制吸入氧浓度，逐渐调整氧浓度直至导管前血氧饱和度达到或接近正常。

（6）面罩正压通气时，如无胸廓起伏，需采取以下措施：调整面罩位置，轻轻向下压紧面罩；重新摆正体位；检查是否有分泌物，吸净口鼻处分泌物；增大通气压力；检查或更换复苏面罩。若全部无效则需实施气管插管，必要时行胸外心脏按压。

（7）数心率法：听诊器测听心跳，数6s心跳次数，再乘以10，即为该患儿心率。

（8）胸外心脏按压指征：在给氧和足够通气30s后，心率仍低于60次/分。30s胸外按压和人工呼吸后测心率，若心率>60次/分，则停止按压，以40次/分呼吸频率继续人工呼吸；若心率>100次/分，早产儿开始自主呼吸，则慢慢撤除人工呼吸；若心率<60次/分，则遵医嘱使用肾上腺素。

（9）窒息复苏抢救时，肾上腺素给药首选脐静脉，若脐静脉插管尚未完成，可气管内滴入肾上腺素，注意两种给药方式所需的药物剂量不同。

（10）持续2min以上正压通气时，应插胃管并开放末端，预防胃胀气。

知识拓展

（一）为新生儿实施正压人工通气的指征

（1）羊水胎粪污染且新生儿有呼吸抑制。
（2）气囊面罩通气效果不佳。
（3）需要胸外按压。
（4）需要注入肾上腺素。
（5）特殊情况，如新生儿先天性膈疝。

（二）新生儿气管插管的方法

为新生儿实施气管插管时，应先稳住患儿头部呈"鼻吸气"体位，整个过程中常压给氧。喉镜沿着舌面右侧滑入，将舌推至口腔的左侧，推进镜片直至尖端超过舌根。将整个镜片轻轻平行抬起，寻找倒V形的声带和声门。将气管导管从口腔右侧插入，直到声带线达到声门水平，退出喉镜时用右手食指将导管固定在患儿上唇，如有金属芯，应从管内退出。

（三）气管插管正确插入气管中央的指征

（1）每次呼吸，胸廓都有明显起伏，无胃部扩张。
（2）肺部听诊有呼吸音且对称，胃部无或有较小的声音。
（3）呼气时气管导管内壁有雾气。

（四）血氧饱和度标准

新生儿心肺复苏时，参考经阴道分娩的健康足月婴儿出生后导管前血氧饱和度标准为：
（1）1min60%～65%。
（2）2min65%～70%。
（3）3min70%～75%。
（4）4min75%～80%。

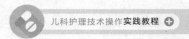
（5）5 min 80% ~ 85%。

（6）6 min 85% ~ 95%。

☪ 操作评分标准

新生儿心肺复苏技术操作评分标准

项目	技术操作要求	分值	扣分及原因	实际得分
准备质量标准20分	评估：①孕母及胎儿B超情况	2		
	②患儿是否足月，羊水是否清，是否有哭声或呼吸，肌张力是否好	5		
	③各种复苏仪器设备是否完好	2		
	护士：衣帽整洁，修剪指甲，洗手，戴口罩	2		
	环境：安静、安全，保持室温 24 ~ 28℃	2		
	物品：备齐用物，应急状态	4		
	体位："鼻吸气"体位	3		
操作流程质量标准60分	备齐用物，预热辐射台，准备迎接新生儿	3		
	检查各复苏仪器的完好性	3		
	戴手套	2		
	置新生儿于辐射台，体位符合要求，注意保暖	4		
	通畅气道方法正确	8		
	建立呼吸方法正确	8		
	恢复循环方法正确	8		
	遵医嘱正确药物治疗	8		
	复苏后正确评估	4		
	复苏后密切监护患儿生命体征及病情变化	3		
	妥善安置患儿	3		
	清理用物	3		
	洗手，记录	3		
终末质量标准20分	复苏步骤正确，操作规范、熟练	7		
	操作环境安全，操作过程中注意保暖	5		
	评估到位，复苏有效	5		
	与家长沟通好	3		
合计		100		

新生儿心肺复苏技术

第十五节 新生儿经外周静脉穿刺中心静脉置管技术

经外周静脉穿刺中心静脉置管（PICC）是由外周静脉穿刺插管，远端到达中心静脉的方法。该技术是一种新的中心静脉置管技术，操作快速、简便、创伤小，减少了反复浅静脉穿刺给患儿带来的痛苦，为危重儿的药物治疗及长期输液提供了安全、可靠、有效的途径。

目 的

（1）为需要长期静脉高营养的患儿提供安全、有效的静脉通路。
（2）减少静脉穿刺次数，减轻患儿痛苦。
（3）避免药物对外周静脉的刺激。

护理评估

（1）护士详细了解患儿病情、治疗方案、治疗疗程、年龄、意识状态、家长对输液的认识程度、心理状态，注意查看患儿血常规、血凝、血清四项、肝功能等情况。
（2）了解患儿既往静脉治疗史、置管史、穿刺局部皮肤情况及手术史。
（3）评估外周静脉血管弹性及是否硬化、有无静脉炎。

操作前准备

（1）护士准备：操作前洗手、戴口罩。
（2）患儿准备：平卧，手臂外展成90°角。贵要静脉直粗、静脉瓣较少，是常用穿刺静脉。
（3）物品准备：治疗车上层准备PICC穿刺包（包括套管针和硅胶导管）、10mL注射器、安尔碘、胶布、止血带、无菌手套2副（无粉）、肝素盐水稀释液（10U/mL）、无菌手术衣、10cm×12cm透明贴、无针接头或肝素帽、0.9%生理盐水、皮尺、治疗巾、弹力绷带、75%乙醇；治疗车下层准备锐器盒、污物分类桶。
（4）环境准备：清洁、宽敞，操作前0.5h停止扫地及更换床单。

操作流程及操作要点

操作前准备	▲患儿：烦躁患儿需适当镇静、监测生命体征 ▲根据病情，准备可能用到的抢救物资，如氧气装置、吸痰装置、复苏囊等 ▲选择两条及两条以上的血管备用

▼	
核对	◆ 置管术前核对医嘱、同意书、患儿身份，凝血分析检测结果
▼	
测量	◆ 测量预置导管长度 上肢：以选择贵要静脉为例，上肢外展90°，自预穿刺点沿静脉走向至右胸锁关节加1cm 下肢：以选择大隐静脉为例，下肢与躯干成直线，自预穿刺点沿静脉走向至脐与剑突的中心点 ◆ 测量肢体周径 上肢臂围=肩峰到尺骨鹰嘴距离的1/2处做周径测量 下肢腿围=髌骨到腹股沟纹中点长度的1/2处做周径测量
▼	
无菌区准备	◆ 穿手术衣，戴无菌手套，按无菌技术准备物品，注意用物的先后顺序，摆放整齐，便于取放用物（剪小纱布1cm×1cm数个备用） ◆ 遵循最大化无菌屏障
▼	
消毒	◆ 助手充分暴露穿刺范围上下15cm×15cm（上肢消毒从手腕至肩部锁骨中点前后范围，下肢消毒从足踝至腹股沟前后范围），注意手提拉住肢端，安尔碘上下摩擦式消毒三次，待干
▼	
生理盐水 预冲管	◆ 10mL注射器抽吸生理盐水，浸润PICC圆盘以下的导管，再抽吸10mL生理盐水，预冲导管，检查导管完整性，预冲无针接头或肝素帽，撤导丝
▼	
暴露穿刺区域	◆ 助手洗手，穿隔离衣，戴无菌手套后铺治疗巾及洞巾于患儿穿刺处
▼	
操作者消毒	◆ 操作者再次消毒待干
▼	
穿刺	◆ 扎压脉带，再消毒穿刺点两次，助手协助固定肢体，穿刺者以15°～30°角进针，见回血后降低角度再进0.1～0.2cm，送入导入鞘
▼	
退出针芯	◆ 左手食指固定导入鞘避免移位，中指轻压导入鞘尖端处的血管上段，减少血液流出，退出针芯
▼	
送管	◆ 助手用镊子轻轻压住导管送至漏斗型导入鞘末端，将导管沿导入鞘渐送入静脉，若为上肢置管，在送管至6～7cm（腋下）时，将患儿的头偏向穿刺侧，并且下颌贴近肩部（阻断颈内静脉法），继续送管至预置长度，下肢及头皮静脉送管时，身体正中位即可，退出支撑导丝

退出导入鞘	用小纱条指压导入鞘上端静脉以固定导管，从静脉内退出导入鞘，撕裂静脉导入鞘，清洁穿刺周围皮肤
封管	再次确认置入长度及外露长度，抽吸回血确认后正压封管
固定	覆盖无菌小方纱于穿刺点，单手持透明敷贴，用捏、扶、压的手法无张力固定，蝶形胶布固定延长管，第2条胶布记录穿刺时间、置入长度、外露长度、操作者，固定于蝶形胶布上，用弹力绷带加压包扎穿刺点，高举平台法固定输液接头
记录	做好穿刺记录
X线固定	体位：仰卧头部正中位，双上肢自然侧放于身体两侧 位置确定 ①上肢和头部 PICC尖端位于上腔静脉中下段，为胸T4～T6水平 三角定位：左右支气管分叉点为A点，向下作垂直线，右侧支气管末端入肺门处为C点，向左作水平线，两线相交于B点，此三角范围内为PICC尖端最佳位 ②下肢 下腔静脉内：过膈肌0.5～1cm，注意看导管走势方向
拔管	时机：出现并发症或导管评估后停止使用 方法 ①撕开敷贴，消毒穿刺点及周围皮肤 ②用无菌镊子轻缓地拔出导管，平行于静脉方向，每次2cm，注意不要用力过度 ③若遇阻力，可暂固定导管，实施热敷 ④留取尖端2cm，标本送培养 ⑤检查导管完整性，核对长度与预留长度是否吻合 ⑥拔管后加压止血，防止空气栓塞；拔管后24h内用无菌敷料覆盖伤口，观察有无血栓出现

⚠ **注意事项**

（1）以最高标准的无菌技术执行操作。

185

（2）评估患儿是否耐受，注意安全，加强保暖，适当安抚患儿。

（3）上肢首选贵要静脉，其次肘正中静脉；下肢可选大隐静脉或小隐静脉。

（4）避免使用<10mL的注射器，小直径的注射器可能造成高压，使导管发生破裂。

（5）送管要慢，以免刺激和损伤血管内膜，引起机械性静脉炎。

（6）缩小头部与肩的角度，防止导管误入颈内静脉。

（7）回血不畅可能是位置不理想，可重新调整导管长度。

（8）操作时应注意观察患儿对疼痛的反应，可采用PIPP进行疼痛评分，根据评分结果选择合适的镇痛措施，包括安慰奶嘴、口服蔗糖水、母乳喂养或采用药物止痛。

（9）不要把肢体全包围，过分压迫会影响血液循环，导致回流不畅。

（10）必须妥善固定，避免因牵拉而导致脱管。

（11）每班均需测量，观察肢体的循环情况。

（12）PICC摄片定位时，患儿置管处的肢端姿势应为内收和屈曲的自然功能位。

（13）理想的导管尖端位置应在上腔静脉与右心房连接处，位于T4水平，不进入右心房；或在横膈水平的下腔静脉中，理想位置位于T9水平，不进入右心室。

操作评分标准

新生儿经外周静脉穿刺中心静脉置管技术操作评分标准

项目	技术操作要求		分值	扣分及原因	实际得分
准备质量标准20分	评估：①患儿病情、治疗方案、治疗疗程、年龄、意识状态、家长对输液的认识程度、心理状态，注意查看患儿血常规、血凝、血清四项、肝功能等情况		5		
	②了解患儿既往静脉治疗史、置管史、穿刺局部皮肤情况及手术史		3		
	③评估外周静脉血管弹性及是否硬化、有无静脉炎		2		
	护士：着装整齐，洗手，戴口罩		2		
	物品：准备齐全，放置合理		3		
	环境：清洁、安全、光线充足、符合无菌技术操作		3		
	体位：平卧位，注意保暖		2		

续表

项目	技术操作要求	分值	扣分及原因	实际得分
操作流程质量标准60分	置管术前查对医嘱、同意书、患儿身份	5		
	携用物至床边，再次核对患儿信息	2		
	协助患儿摆好体位，暴露穿刺部位，选择合适的静脉，测量置管长度及臂围	3		
	助手消毒穿刺部位，范围为穿刺点上下 15 cm×15 cm	3		
	穿刺者打开 PICC 穿刺包，穿手术衣，戴无菌手套	3		
	浸润 PICC 的导管、预冲导管、检查导管完整性，预冲正压接头	4		
	助手铺治疗巾于穿刺部位下，铺孔巾	3		
	穿刺者再次消毒穿刺部位	3		
	助手系上止血带，穿刺者进针，见回血后推进穿刺针进入静脉	3		
	松止血带，撤出针芯	3		
	沿导入鞘置入 PICC 导管并使患儿向穿刺侧偏头或由助手按压颈静脉	2		
	送管至预定长度后，调整导管至所需长度，撤出支撑导丝	2		
	撕裂导入鞘	3		
	清洁穿刺周围皮肤	3		
	再次确认外露导管	3		
	连接无针接头，抽回血、冲管、正压封管、夹闭小夹子	4		
	无菌小方纱覆盖，贴透明敷贴，正确固定	4		
	再次核对，向家长交代注意事项	2		
	按要求完善记录	2		
	申请胸片，确认导管尖端位置	3		
终末质量标准20分	准确评估患儿的血管情况，测量置管长度	3		
	穿刺成功，正确按压穿刺点上方血管，减少出血	4		
	动作轻柔，匀速，操作方法规范	5		
	记录 PICC 型号、置管长度、臂围、外留长度、穿刺过程、时间及导管尖端位置	8		
合计		100		

新生儿经外周静脉穿刺中心静脉置管技术

第十六节　新生儿经外周静脉穿刺中心静脉导管维护技术

🎯 目　的

保证无菌屏障的有效性，保证导管固定、安全、稳固、通畅。

☰ 护理评估

（1）患儿年龄、病情、心肺功能、过敏史、不良反应史。
（2）患儿最近一次的敷料更换日期，敷料局部是否有潮湿卷边、脱落、破损等异常情况。
（3）PICC外露导管长度，臂围、腿围。

✎ 操作前准备

（1）护士准备：衣帽整洁，洗手，戴口罩。
（2）患儿准备：向家长解释PICC维护的目的、方法、注意事项及配合要点，取舒适体位并暴露置管部位。
（3）用物准备：①治疗车上层准备碘伏或2%葡萄糖酸氯己定乙醇溶液、75%乙醇、一次性无菌药碗、肝素盐水（浓度5～10U/mL）、0.9%生理盐水、治疗巾、无菌透明薄膜（新生儿选用6cm×7cm）1张、无菌胶带、弯盘、肝素帽或无针接头、10mL注射器、无菌手套2副；②治疗车下层准备锐器盒、污物分类桶。
（4）环境准备：安全、安静、光线适宜、清洁的中央静脉穿刺室，请无关人员回避。

⑤ 操作流程及操作要点

核对医嘱	（略）
携用物至床旁	○ 核对患儿姓名，年龄，床头卡和腕带 ○ 向家长解释操作过程及目的
更换无针接头或肝素帽	○ 铺治疗巾，测量臂围、腿围 ○ 手消，戴无菌手套 ○ 用生理盐水预冲新无针接头或肝素帽 ○ 移去旧无针接头或肝素帽 ○ 酒精棉片包裹擦拭肝素帽接口15s以上 ○ 快速接上新的无针接头或肝素帽

冲封管	● 打开夹子，回抽回血，评估导管功能，生理盐水脉冲式冲洗导管，实行正压封管，关闭夹子
去除旧敷料	● 沿导管四周自下而上向心性 0 角度揭开透明敷料
观察皮肤情况	● 观察穿刺点有无异常 ● 观察穿刺点导管刻度和局部皮肤情况 ● 查看导管外露长度，如有外滑，不可回送 ● 观察局部皮肤是否有红、肿、热、痛、皮疹及有无分泌物等感染、过敏症状，如果出现感染症状，需做细菌培养，通知医师，并做记录
消毒	● 手消，更换无菌手套 ● 以穿刺点为中心，由里向外用碘伏或氯己定棉签螺旋式（顺时针、逆时针、顺时针）消毒皮肤 3 次，消毒范围需大于敷料大小，导管消毒至连接器蝴蝶翼处，擦拭要有一定的力度 ● 消毒后，需皮肤完全干燥，通常为 20 ~ 30 s 以上
固定	● 再次查看导管深度，导管放置呈S形和U形均可，单手持透明敷贴，用捏、扶、压的手法无张力固定，第 1 条胶布交叉固定于连接器蝴蝶翼处，第 2 条胶布记录更换时间、操作者，与第 1 条胶布重叠，加强固定，第 3 条胶布高举平台法固定导管
操作后	● 按医疗垃圾分类处理 ● 洗手 ● 记录导管长度、敷料更换、局部皮肤等情况

评 价

（1）护患家长沟通有效，家长了解操作目的。

（2）严格执行无菌技术操作，操作方法正确、熟练。

⚠ 注意事项

（1）置管部位皮肤有感染或损伤、有血栓形成史、外伤史、血管外科手术史，禁止在同侧进行置管。

（2）穿刺首选贵要静脉，其次选择肘正中静脉，最后选头静脉。肘部静脉穿刺条件差者可采用B超引导下PICC置管术。

（3）避免使用 < 10 mL 的注射器给药及冲、封管，使用脉冲式方法，避免回血。

（4）输入化疗药物后，应及时冲管。

（5）常规PICC不能用于高压注射泵推注造影剂。

（6）禁止将导管体外部分人为移入体内。

（7）PICC在治疗间歇期间至少每周维护一次。

⟨⋯⟩ 知识拓展

（一）留置PICC期间出现的异常情况

可能发生静脉炎、导管相关性感染、导管堵塞、导管内自发回血、穿刺点渗液和渗血、导管损伤、局部皮疹、导管异位、导管脱出等情况，应严密观察，一旦发现，及时通知医生。

（二）使用75%乙醇脱脂时的注意事项

更换敷料和拔管时，应避开穿刺点和导管，以免引起化学性静脉炎或损坏导管。

♂ 操作评分标准

新生儿经外周静脉穿刺中心静脉导管维护技术操作评分标准

项目	技术操作要求	分值	扣分及原因	实际得分
准备质量标准20分	评估：患儿年龄、病情、穿刺敷料及日期、穿刺部位皮肤、外露导管长度、臂围、配合程度	7		
	护士：衣帽整洁，洗手，戴口罩	4		
	物品：物品齐全，放置合理	5		
	环境：安静、安全、清洁、温湿度适宜	4		
操作流程质量标准60分	核对医嘱	2		
	携用物到床旁	3		
	核对患儿信息(至少同时使用两种患儿身份识别方法，如姓名、出生年月、年龄、病历号、床号等)，穿刺部位敷料及外露导管长度	5		
	根据患儿穿刺部位，取合适体位	3		
	充分暴露穿刺部位，垫一次性治疗巾，测量腿围或臂围	6		
	手消，戴无菌手套	4		
	更换肝素帽	6		
	正确冲、封管	6		
	固定患儿肢体，去除旧敷料，观察穿刺部位周围皮肤及导管刻度	6		
	手消，更换无菌手套	4		
	以穿刺点为中心，由里向外消毒3次，待皮肤完全干燥，贴无菌敷料及胶布，注明敷料更换的日期及更换者的姓名，妥善固定导管	6		
	正确处理用物	6		
	洗手，记录	3		

续表

项目	技术操作要求	分值	扣分及原因	实际得分
终末 质量 标准 20分	七步洗手法正确、标准 操作熟练，动作轻柔 与患儿及家长沟通到位 记录内容正确	5 5 5 5		
合计		100		

新生儿经外周静脉穿刺中心静脉导管维护技术

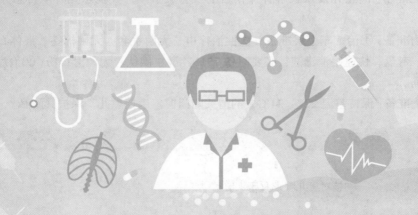

第四章

儿外科常见护理技术

第一节　手术部位皮肤准备技术

备皮技术是指在手术区域的相应部位剃除毛发并进行体表清洁的术前准备技术。

⊚ 目　的

用以降低或避免术后伤口感染发生。

⊟ 护理评估

（1）患儿年龄、性别、手术方式及手术部位、备皮范围。
（2）患儿自理能力和配合程度、手术区域皮肤情况。
（3）评估患儿及家长对备皮的耐受力和接受程度，了解患儿及家长的心理状况。

✎ 操作前准备

（1）护士准备：衣帽整洁，修剪指甲，洗手，戴口罩。
（2）患儿准备：向患儿及家长解释操作目的及有关事项，安抚患儿并取得患儿及家长的配合。
（3）用物准备：①治疗车上层准备一次性治疗巾、无菌手套、无菌棉签、液体石蜡、备皮刀、手电筒、弯盘、快速手消毒液，必要时备75%乙醇、碘伏、无菌滑石粉；②治疗车下层准备污物分类桶。
（4）环境准备：保持室温22～24℃，酌情关闭门窗。遮挡患儿，保护其隐私。

ⓢ 操作流程及操作要点

携用物至床旁	♦ 核对患儿腕带及床头信息
取舒适体位	♦ 充分暴露手术部位 ♦ 在备皮范围下方垫一次性治疗巾，置弯盘 ♦ 请另一名护士或家长协助固定患儿肢体 ♦ 检查备皮区域皮肤情况 ♦ 注意保暖，保护患儿隐私

备皮	◦ 再次核对患儿信息 ◦ 戴手套，剃除手术部位毛发 　①备皮区域用无菌滑石粉润滑皮肤（急诊手术除外） 　②备皮时，一手持纱布绷紧皮肤，另一手持备皮刀顺毛发方向剃除毛发 　③动作要轻柔，切勿伤及患儿 　④手术部位有伤口或者结痂要避开 　⑤备皮范围超过切口周围 20 cm 　⑥备皮刀与皮肤角度应小于 30°
备皮完毕	◦ 撤除一次性治疗巾，脱手套 ◦ 注意查看备皮区域皮肤是否清理干净，有无划伤 ◦ 腹部手术者用棉签蘸取液体石蜡清除脐部污垢和油脂 ◦ 备皮结束，再次核对患儿信息
宣教 沐浴	◦ 向患儿及家长宣教注意事项，协助患儿床上擦浴或嘱患儿淋浴 ◦ 指导患儿及家长饮食、活动、衣着、沐浴等知识
取舒适体位	◦ 协助患儿取舒适卧位 ◦ 整理床单元
用物处置	◦ 污物分类处理
洗手 记录并签名	◦ 手卫生符合规范 ◦ 记录规范完整

评 价

（1）手术区皮肤清洁，毛发已去除。

（2）备皮区皮肤无破损。

注意事项

（1）皮肤准备时，应彻底清除手术切口部位和周围皮肤的污垢，保证皮肤充分清洁。

（2）术前备皮应在手术当日进行，确需去除手术部位毛发时，应当使用不损伤皮肤的方法，避免使用刀片刮除毛发。

（3）备皮时应注意保暖，避免着凉，注意保护患儿隐私。

（4）若切口不涉及头部、面部、腋窝、会阴，且切口周围毛发稀少、较短时，只需清洁皮肤而不需去除毛发；婴幼儿一般不需去除毛发。

◀┅▶ 知识拓展

　　近年来的研究表明，传统的术前 1 天剃毛备皮是外科领域的一个误区，因为剃毛后细菌会在表皮创面上定植，增加手术部位感染的机会。近年来研究认为毛发稀疏部位可采用先乙醇后碘伏再乙醇消毒的方法进行皮肤准备。在毛发稠密区可以先剪毛或用电动剃刀去毛。必须用剃刀剃毛时，应在手术室内术前即时剃毛。与传统剃毛相比，不剃毛或术前即时剃毛有利于减少细菌繁殖的机会，预防手术部位的感染。

　　手术区域备皮的相应范围如下。

　　（1）颅脑手术：剃除全部头发及颈部毛发、保留眉毛。

　　（2）颈部手术：上自唇下，下至乳头水平线，两侧至斜方肌前缘。

　　（3）胸部手术：上自锁骨上及肩上，下至脐水平，包括患侧上臂和腋下，胸背均超过正中 5 cm。

　　（4）上腹部手术：上自乳头水平，下至耻骨联合，两侧至腋后线。

　　（5）下腹部手术：上自剑突，下至大腿上 1/3 前内侧及会阴部，两侧至腋后线，剃除阴毛。

　　（6）腹股沟手术：上自脐平线，下至大腿上 1/3 内侧，两侧至腋后线，包括会阴部，剃除阴毛。

　　（7）肾手术：上自乳头平线，下至耻骨联合，前后均过正中线。

　　（8）会阴部及肛门手术：上自髂前上棘，下至大腿上 1/3，包括会阴及臀部，剃除阴毛。

　　（9）四肢手术：以切口为中心包括上、下方各 20 cm 以上，一般超过远、近端关节或整个肢体。

♋ 操作评分标准

手术部位皮肤准备技术操作评分标准

项目	技术操作要求	分值	扣分及原因	实际得分
准备质量标准20分	评估：①患儿年龄、性别、手术方式及手术部位、备皮范围	5		
	②患儿自理能力和配合程度、手术区域皮肤情况	5		
	③评估患儿及家长对备皮的耐受力和接受程度，了解患儿及家长的心理状况	3		
	护士：衣帽整洁，洗手，戴口罩	2		
	物品：物品齐全，放置合理	3		
	环境：安静、清洁、温湿度适宜	2		
操作流程质量标准60分	核对医嘱	4		
	携用物到床旁、解释	3		
	核对患儿信息（至少同时使用两种患儿身份识别方法，如姓名、出生年月、年龄、病历号、床号等），手术方式及手术部位	4		
	根据患儿备皮部位，取合适体位	3		

续表

项目	技术操作要求	分值	扣分及原因	实际得分
操作流程质量标准60分	充分暴露手术部位，垫一次性治疗巾，置弯盘	5		
	固定患儿肢体	3		
	再次核对患儿信息，手术方式及手术部位	4		
	消毒双手，戴手套	3		
	备皮方法正确	6		
	备皮结束，再次核对患儿信息	4		
	向患儿及家长宣教注意事项	5		
	指导患儿及家长饮食、活动、衣着、沐浴等知识	5		
	协助患儿取舒适卧位，整理床单元	4		
	正确处理用物	4		
	洗手，记录	3		
终末质量标准20分	备皮区皮肤清洁、无破损	8		
	操作熟练，动作轻柔	8		
	与患儿及家长沟通到位	4		
合计		100		

手术部位皮肤准备技术

第二节　胸腔闭式引流护理技术

　　胸腔闭式引流是胸外科应用较广的技术，是治疗脓胸、外伤性血胸气胸、自发性气胸的有效方法。以重力引流为原理，是开胸术后重建、维持胸腔负压，引流胸腔内积气、积液，促进肺扩张的重要措施。

目　的

　　为更好地改善胸腔负压，使气体、血液、积液从胸膜腔内排出，并预防其反流，促进肺复张，平衡胸腔压力，预防纵隔移位及肺受压。

护理评估

（1）患儿年龄、病情、意识和合作能力、呼吸功能情况、心理状态。

（2）引流液的量、颜色、性状及插入刻度、水柱波动情况，咳嗽时有无气泡逸出。

（3）观察伤口敷料有无渗出液、有无皮下气肿。

操作前准备

（1）护士准备：衣帽整洁，修剪指甲，洗手，戴口罩。

（2）患儿准备：向患儿及家长解释操作目的及有关事项，安抚患儿并取得患儿及家长的配合。

（3）用物准备：①治疗车上层准备无菌治疗盘、治疗碗、弯盘、镊子、无菌纱布、消毒液棉球、大弯血管钳2把、无菌密闭水封瓶(内置300mL生理盐水)；②治疗车下层准备污物分类桶。

（4）环境准备：保持室温22～24℃，酌情关闭门窗。遮挡患儿，保护其隐私。

操作流程及操作要点

准备	◆洗手，戴口罩，携用物至床旁
核对 解释	◆核对患儿姓名、床号，解释并取得配合 ◆操作前核对，确认患儿
一次性胸瓶 准备	◆检查一次性胸腔闭式引流包装是否完好、有无漏气，是否在有效期内 ◆打开一次性胸腔闭式引流包，正确连接各管道 ◆由加液口倒入灭菌注射用水，长玻璃管浸入水中3～4cm，沿引流瓶水平线上贴标签，注明更换日期、时间、责任人
再次核对	◆再次核对患儿信息
戴手套	◆用两把血管钳交叉夹紧患儿引流管近心端
分离引流管和 接口	（略）
消毒	◆消毒液消毒胸导管与连接管连接处，两遍

连接	◊ 接口与已准备好的引流瓶上的引流管连接，拧紧瓶盖
松开血管钳	◊ 观察水柱波动情况，确保密闭及引流通畅
固定	◊ 将引流瓶悬挂在床架上，妥善固定胸腔闭式引流管，保持引流瓶低于胸腔 60 ~ 100 cm ◊ 在更换过程中注意询问患儿感受（适时安抚患儿）
交代注意事项	◊ 协助患儿取舒适卧位 ◊ 再次核对 ◊ 交代注意事项 　①卧位时，引流瓶不可高过床体；立位时引流瓶不可高过置管处，以防引流液反流 　②防止碰倒引流瓶导致气胸 　③告诫不能擅自打开引流瓶 　④翻身时防止引流管受压、打折、脱出
终末处置	◊ 整理床单元、洗手、记录

评　价

（1）严格遵守无菌技术操作原则，操作方法正确熟练。

（2）引流管固定妥当，无滑脱、扭曲。

（3）注意保暖。

（4）与患儿及家长沟通语言通俗易懂。

注意事项

（1）遵守无菌技术操作原则，保持引流通畅。

（2）严密观察引流液的颜色、性状、量。

（3）妥善固定引流管，翻身活动时防止胸管受压、打折、扭曲、脱出。下床活动时，引流瓶的位置应低于引流管口，外出检查应夹闭胸管。

（4）胸瓶打破或接头滑脱时，要立即夹闭或反折近心端引流管。

（5）引流管自胸壁伤口脱落，立即用手顺皮肤纹理方向捏紧引流口周围皮肤，并立即通知医生。

（6）鼓励患儿咳嗽和深呼吸，以便胸腔内气体和液体排出，促进肺扩张。

（一）胸腔闭式引流的适应证

（1）张力性或交通性气胸。

（2）血气胸或液气胸，可同时排气和排液、血。

（3）血胸：引流血液，减少胸膜粘连、增厚的危险，并观察出血情况。

（4）恶性胸腔积液：排液以改善症状和提高生活质量。

（5）脓胸和支气管胸膜瘘：排出脓液，并观察病情变化。

（6）开胸术后。

（二）胸腔闭式引流的禁忌证

（1）出血性体质、应用抗凝剂、出血时间延长或凝血机制障碍者。

（2）血小板计数小于 $50 \times 10^9/L$ 者，应在操作前先输血小板。

（3）体质衰弱、病情危重、难以耐受操作的患儿。

（4）皮肤感染患儿，如脓皮病或带状疱疹，应在感染控制后再实施操作。

☙ 操作评分标准

胸腔闭式引流护理技术操作评分标准

项目	技术操作要求	分值	扣分及原因	实际得分
准备质量标准20分	评估：①患儿病情、意识状态、合作程度	2		
	②检查引流管是否通畅，管道是否密闭	3		
	③胸腔引流管的位置，引流液的量、颜色、性质及水柱波动情况	3		
	护士：①着装整齐，仪表端庄	2		
	②洗手，戴口罩，必要时戴手套及穿隔离衣	2		
	物品：备齐用物，放置合理	4		
	环境：清洁，安静，光线适宜	4		
操作流程质量标准60分	核对医嘱	3		
	核对患儿信息，解释	2		
	检查无菌引流装置是否合格，灭菌日期及有效期	3		
	拆开胸瓶外包装，用无菌剪刀拆开内包装，备用	3		

续表

项目	技术操作要求	分值	扣分及原因	实际得分
操作流程质量标准60分	正确将无菌生理盐水倒入胸瓶，长玻璃管浸入水中 3 ~ 4 cm，沿引流瓶水平线上贴标签，注明更换日期、时间、责任人	4		
	打开无菌弯盘，取无菌乙醇棉球，备齐用物	3		
	携带用物到患儿床旁，再次核对患儿姓名并解释	2		
	协助患儿采取适宜卧位，充分暴露引流管，消毒双手，将治疗巾铺于引流管下方，无菌弯盘打开放于治疗巾上，用两把血管钳双重夹闭引流管近心端	8		
	戴手套，消毒接头，接头分离放在弯盘内	8		
	再次消毒接头处，将其与引流瓶长管上的橡皮管相连接	3		
	妥善固定胸瓶位置，保持引流瓶低于胸腔 60 ~ 100 cm，松开血管钳，观察引流管是否通畅	8		
	整理床单元	3		
	消毒双手	2		
	记录水柱波动及引流液的量、颜色及性质	5		
	处理用物	3		
终末质量标准20分	严格遵守无菌技术操作原则	6		
	操作方法正确、动作熟练	5		
	与患儿及家长沟通语言通俗易懂	4		
	引流管位置正确	5		
合计		100		

胸腔闭式引流护理技术

第三节　大量不保留灌肠技术

大量不保留灌肠技术是将一定量的溶液由肛门经直肠灌入结肠，刺激肠蠕动，清除肠腔粪便和积气。

⊙ 目　的

解除便秘、肠胀气；清洁肠道，为肠道手术、检查做准备；稀释并清除肠道内的有害物质，减轻中毒；灌入低温液体，为高热患儿降温。

护理评估

（1）了解患儿年龄、病情，评估意识、自理能力、合作和耐受程度。

（2）了解患儿排便情况，评估肛门周围皮肤黏膜状况。

（3）评估患儿的面色、呼吸及腹部情况。

（4）掌握禁忌证，如急腹症、消化道出血、严重心肺疾患的患儿禁忌灌肠。

（5）向患儿及家长解释大量不保留灌肠技术的目的及过程，取得配合。

操作前准备

（1）护士准备：衣帽整洁，修剪指甲，洗手，戴口罩。

（2）患儿准备：患儿取左侧卧位，双膝屈曲，臀部与床沿平齐。

（3）用物准备：①治疗车上层准备灌肠筒 1 套或灌肠器、根据年龄选用 20 ～ 26 号肛管、灌肠液（根据医嘱配制，温度一般为 39 ～ 41℃，降温时为 28 ～ 32℃，中暑时为 4℃）、无菌手套、弯盘、血管钳、液体石蜡、卫生纸、一次性中单、水温计；②治疗车下层准备污物分类桶、便盆，必要时备输液架、一次性手术衣或隔离衣。

（4）环境准备：安全、安静、清洁，注意保护患儿隐私，关好门窗，拉好床帘，注意保暖，防止受凉。

操作流程及操作要点

核对	♦ 核对医嘱、药物有效性
准备用物	♦ 根据医嘱配制灌肠液，温度保持在 39 ～ 41℃ ♦ 灌肠液的每次用量，按灌肠目的、年龄、病情而定，一般新生儿 10 ～ 50 mL，婴儿 50 ～ 200 mL，1 ～ 6 岁 200 ～ 500 mL，6 岁以上 500 ～ 1 000 mL
携用物至床旁	♦ 核对患儿腕带及床头信息
摆放体位	♦ 协助患儿取左侧卧位，双膝屈曲，露出臀部 ♦ 垫一次性中单，将弯盘放置在中单上 ♦ 如肛门括约肌松弛者，可取仰卧位
夹闭排液管 悬挂灌肠筒	♦ 筒内液面高于肛门 40 ～ 60 cm，或使用灌肠器反复灌洗

连接 润滑 排气	◆连接肛管，用液体石蜡润滑肛管前端，排出管道气体，必要时根据患儿情况给予协助或约束 ◆肛管内放出少量液体，随即夹闭肛管
插入肛门	◆操作者左手分开患儿两臀，露出肛门，将肛管插入肛门，指导年长患儿深呼吸 ◆将肛管缓缓插入肛门 7～10 cm。如灌入受阻，可将肛管稍退出，再行前进，同时检查有无粪块堵塞 ◆如患儿感觉有腹胀或有便意时，应将灌肠筒适当放低并嘱张口呼吸，以减轻腹压 ◆注意灌肠液的温度、浓度、流速、压力和溶液的量 ◆灌肠过程中观察液体灌入情况和患儿的反应
拔出肛管	◆液体灌注完毕后，夹紧肛管，用卫生纸裹住肛管，轻轻拔出
再次核对	（略）
取舒适卧位	◆协助患儿取舒适卧位 ◆撤除一次性中单，整理床单元，开窗通风
交代注意事项	◆向患儿及家长交代有关注意事项 ◆嘱灌肠液保留 5～10 min 后排便 ◆观察大便情况，必要时留取大便标本送检
用物处置	◆污物按规定处理，避免交叉感染
详细记录	◆大量清洁灌肠时，注意观察记录，灌入量和排出量应基本相符，防止水中毒

评 价

（1）认真执行核对制度，操作方法正确，动作熟练、轻巧。
（2）语言沟通恰当，指导正确，注意保暖。
（3）灌肠液选择正确，灌肠筒的高度及肛管插入的深度适宜。
（4）床单元清洁、无污染，排便效果好。

⚠ **注意事项**

（1）急腹症、消化道出血、严重心血管疾病等患儿禁忌灌肠。

（2）伤寒患儿灌肠时，溶液不得超过 500 mL，压力要低（液面距肛门不得超过 30 cm）。

（3）肝性脑病患者灌肠禁用肥皂水，以减少氨的产生和吸收；充血性心力衰竭和水潴留患儿禁用 0.9% 氯化钠溶液灌肠。

（4）准确掌握灌肠溶液的温度、浓度、流速、压力和溶液的量。

（5）灌肠时患儿如有腹胀或便意时，应嘱患儿做深呼吸，以减轻不适。

（6）降温灌肠后保留 30 min 再排便，排便后 30 min 测量体温并记录。

（7）灌肠过程中应随时注意观察患儿的病情变化，如发现脉速、面色苍白、出冷汗、剧烈腹痛、心慌气急时，应立即停止灌肠并及时与医生联系，采取急救措施。

↔ **知识拓展**

常见并发症及防范措施如下。

（一）肠道黏膜损伤、肠道出血

（1）全面评估患儿身心情况，有无禁忌证。

（2）向家长及患儿做好解释，使之接受并配合操作。

（3）插管前，常规液体石蜡润滑肛管前端。操作时，顺应肠道解剖结构，禁忌强行插入，避免来回抽动及反复插管。

（4）对年长的患儿，插管时嘱其深呼吸，可促使肛门外括约肌放松，便于插入。

（5）选择粗细合适、质地柔软的肛管。

（二）腹泻

（1）灌肠液现配现用，避免污染。

（2）灌肠液水温适宜，用量合适，灌肠时间不宜过长。

（3）灌肠时注意保暖，尤其是腹部。

（4）腹泻严重者按腹泻补液原则处理。

（5）灌肠用具做到一人一管。

（6）灌肠后做好饮食指导。

（三）肠穿孔

（1）插管前，用液体石蜡润滑肛管前端。操作时，顺应肠道解剖结构，动作应轻缓，避免反复插管。

（2）液体灌入速度适中，一次性注入灌肠液不宜过多、过快；保持灌肠液出入平衡。

（3）选择粗细适宜、质地柔软的肛管。

（4）插入适宜深度。

（5）灌肠过程中，应密切观察患儿反应，发现异常及时做好相应处理。

（四）水中毒、电解质紊乱

（1）合理配制灌肠液，防止溶液浓度过高或过低。

（2）灌肠过程中，保持入量和出量相等，防止灌肠液过多潴留在肠道内。

（3）一次灌肠溶液不能超过规定容量。

（4）灌肠后，注意观察患儿的临床表现，必要时监测血气电解质，尽早发现水、电解质紊乱，及时纠正，以防引起严重后果。

（五）肛周皮肤擦伤

（1）选用合适型号的肛管。

（2）插管前，肛管前端充分使用液体石蜡润滑，插管动作轻柔。

（3）保持肛周皮肤清洁干燥，如有损伤，及时处理。

操作评分标准

大量不保留灌肠技术操作评分标准

项目	技术操作要求		分值	扣分及原因	实际得分
准备质量标准20分	评估：①患儿的病情、年龄、临床诊断、灌肠的目的		3		
		②患儿的意识、心理状态、合作程度	3		
		③患儿的耐受程度及排便习惯	2		
	护士：着装整洁，洗手，戴口罩		3		
	物品：备齐用物，放置合理		4		
	环境：清洁、安静、安全、隐蔽（关门窗、挡上屏风）		2		
	体位：患者取左侧卧位，双膝屈曲，臀部与床沿平齐		3		
操作流程质量标准60分	遵医嘱正确配制灌肠液（浓度、量、温度）		5		
	核对医嘱，"三查八对"，解释操作目的及配合方法		5		
	协助患儿取正确、舒适体位		3		
	灌肠筒高度适宜（40～60 cm）		3		
	排气方法正确		5		
	插管动作轻、方法正确		5		
	肛管插入深度适宜		3		
	妥善固定肛管		3		
	观察液体流入情况，不畅时及时处理		4		
	随时了解患儿耐受情况并给予指导		5		
	拔出肛管方法正确		5		
	协助患儿取舒适体位，整理床单元		3		
	向患儿告知注意事项		5		
	整理用物，洗手或消毒双手		3		
	记录		3		

项目	技术操作要求	分值	扣分及原因	实际得分
终末质量标准20分	与患儿沟通交流语言文明、态度和蔼	4		
	认真核对、操作规范、动作轻柔、注意保暖	4		
	灌肠溶液选择正确，灌肠筒高度及肛管插入深度适宜	4		
	床单元清洁、无污染，排便效果好	4		
	熟知灌肠禁忌证	4		
合计		100		

大量不保留灌肠技术

第四节　膀胱冲洗技术

膀胱冲洗技术是利用三通的导尿管，将无菌溶液灌入膀胱内，再利用虹吸原理将灌入的液体引流出来的操作技术。

◎ 目　的

临床上多用于留置导尿管期间保持尿液引流通畅，清除膀胱内的血凝块、黏液、细菌等异物，预防感染，预防尿管堵塞，以及治疗某些膀胱疾病。

▤ 护理评估

（1）患儿年龄、临床诊断、意识状态、生命体征、配合程度、耐受力。对留置尿管患儿，评估其尿液的颜色、性状、量及尿管通畅情况。

（2）评估患儿及家长对膀胱冲洗术的耐受力和接受程度，了解患儿及家长的心理状况。

✐ 操作前准备

（1）护士准备：衣帽整洁，修剪指甲，洗手，戴口罩。

（2）患儿准备：酌情为患儿清洗外阴，必要时协助患儿排便。向患儿及家长解释操作目的及有关事项，安抚患儿并取得患儿及家长的配合。

（3）用物准备：治疗车上层准备按导尿术准备的导尿用物、遵医嘱准备的温度为 38 ~ 40℃ 的膀胱冲洗溶液（常用膀胱冲洗溶液有生理盐水、0.02％呋喃西林溶液、3％硼酸溶液及 0.1％ 新霉素溶液）、无菌膀胱冲洗器 1 套、碘伏、无菌棉签、无菌纱布、无菌手套、一次性治疗巾 1 块、无菌治疗巾 1 块、快速手消毒液，必要时备输液架；治疗车下层准备污物分类桶、便盆。

（4）环境准备：保持室温 22 ~ 24℃，关闭门窗，遮挡患儿，保护其隐私，注意保暖。

操作流程及操作要点

核对	● 核对医嘱及患儿信息
配制冲洗溶液	● 遵从无菌技术操作原则
插入导尿管	● 插管并固定导尿管，排空膀胱 ● 遵从无菌技术操作原则，避免污染
协助取舒适卧位	● 请另一名护士或家长协助固定患儿体位 ● 垫一次性治疗巾于患儿臀下，垫无菌治疗巾于集尿袋引流管与尿管连接处
冲洗	● 将膀胱冲洗液挂于输液架上，膀胱冲洗液液面距床面 60 cm，连接膀胱冲洗器，排气后关闭活塞 ● 戴手套，分离导尿管与集尿袋引流管接头，消毒后将导尿管和集尿袋引流管分别与 Y 形管的主管连接，冲洗导管 ● 分别交替打开、关闭引流管及冲洗管进行引流管冲洗 ①关闭引流管，开放冲洗管，调节滴数为 40 ~ 60 滴／分 ②待患儿有尿意或滴入溶液 200 mL 后，关闭冲洗管，放开引流管，将冲洗液全部引流出来后，再关闭引流管 ③滴数根据年龄及患儿耐受力调节，速度不宜过快，指导患儿深呼吸，尽量放松，从而减少不适感 ● 按需要如此反复进行冲洗。冲洗过程中，询问患儿感受，观察患儿的反应及引流液性状、颜色及量
冲洗完毕	● 再次核对 ● 取下冲洗管，消毒导尿管管口和引流管接头并连接 ● 固定导尿管，清洁外阴 ● 观察患儿反应，向家长宣教注意事项

操作后处置	🜔 撤除一次性治疗巾，整理床单元，协助患儿取舒适卧位 🜔 洗手，记录冲洗液名称、冲洗量、引流量、引流液性质

评 价

（1）严格执行无菌技术操作原则及核对制度。

（2）与患儿及家长沟通有效，配合治疗。

（3）操作过程中注意患儿有无腹痛、腹胀，血压变化及引流液情况。

注意事项

（1）严格执行无菌技术操作，防止医源性感染。

（2）常用冲洗液有 0.02% 呋喃西林、0.02% 依沙吖啶（雷夫奴尔）、3% 硼酸及等渗盐水等，水温 38 ~ 40℃。

（3）膀胱有出血的用冷冲洗液，每日冲洗 2 ~ 3 次，每次药液 50 ~ 100 mL。

（4）膀胱手术后的冲洗液量不超过 50 mL，冲洗时观察患儿反应，有鲜血流出或剧烈疼痛、回流量少于输注量等异常情况时应停止冲洗。

知识拓展

常见并发症及防范措施如下。

（一）逆行感染

（1）严格遵守无菌技术操作技术原则。

（2）操作过程中，引流管及集尿袋的位置应始终低于患儿膀胱水平 15 ~ 20 cm，防止尿液反流。

（二）血尿

（1）冲洗液入量不宜过大，每次 200 mL，尽量保留 15 ~ 30 min，患儿主诉有憋胀感时及时放开活塞。

（2）长期留置尿管者，在行膀胱冲洗时滴入速度要慢，压力要低，防止因膀胱冲洗引起黏膜损伤导致血尿。

（三）膀胱痉挛

（1）膀胱冲洗时，应注意保持膀胱冲洗液的温度在 38 ~ 40℃，尤其在寒冷气候，冲洗液加温后再行冲洗，防止水温过低刺激膀胱，引起膀胱痉挛。

（2）冲洗速度不宜过快，如患儿诉腹部不适，应及时查明原因并减慢冲洗速度。

操作评分标准

膀胱冲洗技术操作及评分标准

项目	技术操作要求	分值	扣分及原因	实际得分
准备质量标准20分	评估：患儿病情，留置尿管情况，心理状态和合作程度	4		
	护士：着装整齐，仪表端庄，洗手，戴口罩	3		
	患儿：向患儿解释膀胱冲洗目的，消除紧张情绪，取得合作，采取舒适卧位，充分暴露尿管	6		
	物品：备齐用物，放置合理	4		
	环境：清洁、安静、光线适宜，关闭门窗，保护隐私	3		
操作流程质量标准60分	核对医嘱，准备冲洗液	5		
	核对患儿信息并做好解释	5		
	保护患儿隐私，松开床尾并协助患儿采取合适卧位	3		
	将冲洗液挂于输液架上，冲洗液标识清楚，排气待用	3		
	暴露导尿管，消毒双手	3		
	将无菌治疗巾铺于留置尿管尾端接头下	5		
	消毒导尿管接口处	5		
	冲洗液与导尿管连接	5		
	少量多次冲洗，观察冲洗液性质、颜色，保证通畅	5		
	冲洗结束，消毒接口，妥善固定尿管	3		
	撤去治疗巾，协助患儿取舒适体位	3		
	再次核对并在治疗护理项目单上签字，交代注意事项	5		
	整理床单元及用物	5		
	观察引流液颜色、性质和量	3		
	消毒双手，记录	2		
终末质量标准20分	处置核对，有效沟通	5		
	严格执行无菌技术操作	5		
	冲洗时注意观察病情变化	5		
	冲洗液与导尿管连接方式正确	5		
合计		100		

膀胱冲洗技术

第五节　导尿技术

导尿术是指在严格无菌技术操作下，将导尿管经尿道插入膀胱引流尿液的一种操作技术。

目　的

为尿潴留患儿引流尿液，留取尿标本协助诊断，测量膀胱容量、压力及检查残余尿液，行尿道或膀胱造影等。

护理评估

（1）患儿年龄、性别、临床诊断、意识状态、生命体征、配合程度、膀胱充盈程度、引起尿路梗阻的情况，会阴部皮肤黏膜情况及清洁度。

（2）评估患儿及家长对导尿术的耐受力和接受程度，了解患儿及家长的心理状况。

操作前准备

（1）护士准备：衣帽整洁，修剪指甲，洗手，戴口罩。

（2）患儿准备：为患儿清洗外阴，必要时协助患儿排便。向患儿及家长解释操作目的及有关事项，安抚患儿并取得患儿及家长的配合。

（3）用物准备：①治疗车上层准备一次性无菌导尿包（包括初步消毒、再次消毒和导尿用物。初步消毒用物小方盘、内盛数个消毒液棉球袋、镊子、无菌手套、无菌纱布；再次消毒及导尿用物有弯盘、无菌导尿管、内盛4个消毒液棉球袋、镊子2把、自带无菌液体的10 mL注射器、消毒液状石蜡棉球袋、标本瓶、无菌纱布、集尿袋、方盘、孔巾、无菌手套、外包治疗巾）、快速手消毒液、弯盘、一次性治疗巾、浴巾，根据患儿情况选择合适型号、大小的导尿管。②治疗车下层准备锐器盒、便盆、污物分类桶。

（4）环境准备：保持室温22～24℃，关闭门窗，适当遮挡患儿，保护其隐私，注意保暖。

操作流程及操作要点

核对	♦ 核对医嘱及患儿信息

摆放体位	<ul><li>移床旁椅至床尾，将便盆放至椅上</li><li>松开床尾盖被，帮助患儿脱去对侧裤腿盖在近侧腿部并盖上浴巾，对侧腿用盖被遮盖，注意保护患儿隐私</li><li>协助患儿取屈膝仰卧位，臀下垫一次性治疗巾，两腿略外展</li></ul>
打开导尿包	<ul><li>必要时请其他护士或家长协助</li><li>检查一次性导尿包灭菌有效期、有无漏气、有无破损</li><li>在治疗车上打开一次性无菌导尿包的外层包装，将弯盘置患儿两腿间</li></ul>
消毒前准备	<ul><li>将导尿包放在患儿两腿之间，形成无菌区</li><li>根据需要将导尿管和集尿袋的引流管连接</li><li>取消毒液棉球放于弯盘内</li></ul>
第一次消毒	<ul><li>左手戴手套，将消毒棉球用无菌镊子夹入弯盘内</li><li>右手持镊子夹取消毒棉球初步消毒 女患儿：消毒阴阜、大阴唇，左手戴手套分开大阴唇后，再消毒小阴唇、尿道口至会阴部 男患儿：消毒阴阜、阴茎、阴囊，左手戴手套取无菌纱布包裹阴茎，将包皮向后推，暴露至尿道口，向外、向后旋转擦拭消毒尿道口、龟头及冠状沟，包皮和冠状沟易藏污垢，应注意仔细擦拭</li><li>每个棉球只用1次</li></ul>
脱手套 手消毒	<ul><li>污棉球置弯盘内，脱手套</li><li>将弯盘及小方盘移至床尾处</li><li>用手消毒液消毒双手</li><li>按无菌技术操作原则打开治疗巾</li><li>戴无菌手套，铺孔巾</li><li>暴露会阴部</li></ul>
第二次消毒	<ul><li>取出导尿管，用消毒液状石蜡棉球润滑导尿管前端</li><li>暴露尿道口 女患儿：左手分开并固定小阴唇，右手持镊子夹取消毒液棉球，分别消毒尿道口、两侧小阴唇 男患儿：右手持镊子夹取消毒液棉球消毒尿道口、龟头及冠状沟</li><li>消毒尿道口时间≥15s</li><li>注意保持患儿体位，避免无菌区域被污染</li><li>孔巾和治疗巾内层形成一个连续无菌区，有效利用无菌区域，利于无菌技术操作，避免污染</li></ul>

插尿管 导尿	● 女患儿：更换镊子夹持导尿管，对准尿道口轻轻插入尿道，准确判断尿道口，忌入阴道 ● 男患儿：左手继续持无菌纱布固定阴茎并提起，使之与腹壁成90°角，右手用另一镊子夹持导尿管前端对准尿道口轻轻插入膀胱 ● 动作轻柔，避免损伤尿道黏膜，见尿液流出再插入 2～3 cm，固定导尿管 ● 将尿液引入集尿袋或方盘
处理用物	● 污棉球置弯盘内，脱手套，将弯盘及小方盘移至床尾处，手消
取舒适卧位	● 撤除一次性治疗巾，整理床单元，协助患儿整理衣物并取舒适卧位
观察患儿反应 记录	● 询问患儿，观察患儿反应及排尿情况，有无不适感，洗手，记录导尿时间、尿量、颜色及性质等情况

评 价

（1）严格执行核对制度及无菌技术操作原则。

（2）操作方法准确，动作熟练、轻柔。

（3）语言沟通恰当，注意保护患儿隐私，注意保暖。

（4）导尿管型号选择适宜，插管受阻时处理方法正确。

（5）留置尿管固定稳妥、通畅，定时更换尿管、尿袋。

注意事项

（1）严格执行无菌技术及消毒制度，防止医源性感染。导尿管一经污染或拔出均不得再使用。

（2）插入、拔出导尿管时，动作要轻、慢、稳，切勿用力过重，以免损伤尿道黏膜。

（3）对膀胱高度膨胀且又极度虚弱的患儿，第一次导尿量不可超过 500 mL，以防大量放尿导致腹腔内压突然降低，大量血液滞留于腹腔血管内，造成血压下降，产生虚脱；亦可因膀胱突然减压，导致膀胱黏膜急剧充血，引起血尿。

知识拓展

常见并发症及防范措施如下。

（一）尿路感染

（1）操作前嘱患儿排便，防止操作中刺激直肠导致患儿排便而污染操作区。

（2）严格按照解剖生理特点，做好会阴部及尿道口的清洁消毒。

（3）严格无菌技术操作，消毒和插管时遵循无菌原则，防止医源性感染。

（二）尿道黏膜损伤

（1）根据患儿年龄选择型号、大小合适的导尿管。

（2）操作过程中动作轻柔，插管时如遇到阻力，应嘱患儿张口呼吸同时缓慢插入尿管。尤其是男性患儿，在尿管经过尿道内口、膜部、尿道外口的狭窄部及耻骨联合下方和前下方处的弯曲部时，更宜缓慢轻柔。

操作评分标准

导尿技术操作评分标准

项目	技术操作要求	分值	扣分及原因	实际得分
准备质量标准20分	评估：①患儿的病情、了解导尿的目的	5		
	②患儿的心理状态、自理能力	5		
	护士：仪表端庄，服装整洁	1		
	洗手，戴口罩符合要求	2		
	物品：备齐用物，放置合理	3		
	环境：安静、清洁、安全、隐蔽	2		
	体位：体位正确、舒适，注意保暖	2		
操作流程质量标准60分	核对医嘱、执行核对制度	3		
	向患儿及家长解释	3		
	站患儿右侧，移床旁椅至床尾，松开被尾	2		
	臀下铺巾（垫）	3		
	清洁、擦洗会阴部方法正确	6		
	打开导尿包不污染，放置合理	4		
	使用无菌钳正确	3		
	戴无菌手套方法正确	4		
	铺孔巾，润滑导尿管	3		
	按消毒原则消毒，方法、顺序正确	6		
	更换血管钳	2		
	插管方法正确（男患儿提起阴茎与腹壁成90°角）	6		
	插管深度准确	3		
	观察尿液性质及引流情况	3		
	拔管方法正确并擦净外阴	3		
	协助患儿整理衣裤、床铺，取舒适卧位	3		
	用物处理恰当，洗手、记录、签字	3		
终末质量标准20分	操作方法正确，动作熟练、轻柔，执行核对制度	4		
	语言沟通恰当，注意保护患儿隐私	4		
	选择导尿管粗细适宜	4		
	插管受阻时，处置正确	4		
	留置尿管固定牢固、通畅，定时更换尿管及尿袋	4		
合计		100		

导尿技术

第六节　造口护理技术

小儿肠造口术多用于挽救急腹症患儿的生命，此类造口多为暂时性肠造口，待病情好转后再行肠造口闭合术。肠造口开放时间一般为 3 个月至 1 年，由于小儿皮肤防御机制不完善及年龄小、不易配合等特点，其并发症发生率较高。因此，临床需对小儿肠造口进行一定的护理指导及干预。由护理人员采用适当的护理方法对造口患儿进行护理，有助于显著降低造口并发症发生率。

目　的

（1）保持造口周围皮肤清洁。

（2）帮助患儿家长掌握护理肠造口的方法。

护理评估

（1）患儿年龄、病情、意识状态、造口类型、造口周围皮肤情况及造口部位大小、造口黏膜血液循环情况，有无异常情况（出血、是否平坦、隆起或内陷）。

（2）患儿自我照顾的能力。

（3）评估患儿及家长对造口护理的耐受力和接受程度，了解患儿及家长的心理状况、家庭支持程度、经济状况。

操作前准备

（1）护士准备：衣帽整洁，修剪指甲，洗手，戴口罩。

（2）患儿准备：向患儿及家长解释操作目的及有关事项，安抚患儿并取得患儿及家长的配合。

（3）用物准备：①治疗车上层准备治疗盘、小湿巾、剪刀、造口测量尺及笔、一次性造口袋、一次性治疗巾、无菌手套、根据情况备造口护肤粉、皮肤保护膜、防漏膏或防漏条、温水盆、快速手消毒液；②治疗车下层准备污物分类桶，必要时备屏风。

（4）环境准备：保持室温 22 ~ 24℃，关闭门窗。遮挡患儿，保护隐私，注意保暖。

操作流程及操作要点

携用物至床旁
- 核对医嘱、核对患儿腕带及床头信息

取舒适体位
- 请另一名护士或家长协助固定患儿肢体，造口袋下方垫一次性治疗巾
- 注意保暖

撕离已用的造口袋
- 手消，戴手套，由上向下撕离已用的造口袋
- 动作轻柔，注意保护患儿皮肤，防止皮肤损伤
- 更换造口袋时，应注意防止袋内容物溢出污染伤口
- 仔细观察造口袋内排泄物情况

清洁造口及周围皮肤
- 用温水由外向内清洗造口及周围皮肤，造口缝线处用 0.5% 活力碘消毒
- 观察造口周围肠黏膜的血运情况，造口处肠管有无脱垂、回缩、出血坏死
- 对造口周围皮炎患儿，在清洁造口皮肤后，可使用造口护肤粉，酌情使用皮肤保护膜

裁剪造口袋粘贴周围皮肤
- 根据造口大小和方向，裁剪造口袋底盘
- 裁剪后抚平底盘边缘毛边，避免损伤造口黏膜
- 揭去造口袋底盘粘贴面上的纸，按照造口位置由下而上将造口袋粘贴固定，夹好便袋夹
- 粘贴前确定患儿皮肤清洁、干燥，必要时可涂防漏膏
- 粘贴后，使造口袋底盘与造口黏膜之间留取适当的空隙（1～2mm），避免缝隙过大而使粪便刺激皮肤引起皮炎或缝隙过小而使底盘边缘与黏膜摩擦导致不适、出血，粘贴后均匀按压底盘 10～15min。
- 如为二件式造口袋，则安装后轻拉造口袋，以检查与底盘是否紧密接牢

取舒适体位
- 脱手套，撤除一次性治疗巾，整理床单元
- 协助患儿取舒适体位

告知注意事项
- 再次核对，并在治疗项目护理记录单上签字
- 向家长介绍造口特点，造口袋的使用，如何养成定时排便的习惯，强调学会操作的重要性
- 指导加强饮食卫生和手卫生，衣着以宽松、舒适、柔软为宜，勿过紧，避免剧烈活动

操作后处置
- 污物按规定处理，避免交叉感染
- 洗手，记录规范完整

（1）与患儿家长沟通良好，语言通俗易懂，家长掌握造口袋的更换方法及造口周围皮肤并发症的预防和处理方法。

（2）造口袋底盘裁剪正确、大小适宜。

（3）粘贴造口袋方法正确、位置合适。

（4）操作规范、正确，未污染伤口。

注意事项

（1）根据患儿情况及造口大小选择适宜的肛门袋，若造口周围皮肤不平整或凹陷，可用防漏膏填补，以增加密合度。

（2）当肛门袋内充满 1/3 的排泄物时，需及时更换、清洗，如有腹泻、水电解质紊乱、营养不良患儿行饮食指导及规律排便控制。

（3）同时观察造口周围皮肤有无湿疹、充血、水疱、破溃等，如有可使用造口护肤粉、皮肤保护膜及水胶体敷料保护。

（4）定期扩张造口，防止狭窄。

知识拓展

（一）造口狭窄的预防

造口狭窄是肠造口术后常见的并发症之一，多数发生于术后 8 天到数年不等。造口狭窄是指患儿造口皮肤开口细小，难以看到黏膜，或造口皮肤开口正常，而指诊时肠管周围组织紧缩，手指不易进入。临床表现为患儿大便变细、排出困难、排便时间延长，伴有腹胀、腹痛。

行肠造口扩张可预防造口狭窄。扩张时戴手套，食指涂抹液体石蜡，缓慢插入造口达第 2 ~ 3 指关节处，停留 3 ~ 5min，每日 1 ~ 2 次，7 ~ 10 天后可隔日 1 次，半年后每周 1 次。

（二）造口周围发生刺激性皮炎的预防

选择合适的造口袋底盘及辅助用品，妥善收集造口内的排泄物，底盘裁剪勿过大，根据需要及时更换造口底盘及造口袋。

使用造口护肤粉、不含乙醇的皮肤保护膜保护造口周围受损的皮肤，必要时使用新型敷料。皮肤有破损时，底盘容易渗漏，建议使用凸面底盘加腰带固定，防止粪便腐蚀皮肤。

操作评分标准

造口护理技术操作评分标准

项目	技术操作要求	分值	扣分及原因	实际得分
准备质量标准20分	评估：①患儿年龄、病情、意识状态、造口类型、造口周围皮肤情况及造口部位大小、造口黏膜血液循环情况，有无异常情况（出血、是否平坦、隆起或内陷）	5		
	②患儿家长的心理状况、护理造口方法和知识掌握程度	2		
	护士：着装整齐，仪表端庄，洗手，戴口罩	3		
	患儿：向患儿家长解释并取得合作，患儿卧位舒适、安全	3		
	物品：备齐用物，放置合理	5		
	环境：关闭门窗，必要时用屏风遮挡，注意保暖，适当暴露造口部位	2		
操作流程质量标准60分	备齐用物携至床旁，关闭门窗，必要时用屏风遮挡	3		
	核对患儿信息	3		
	解开患儿衣裤暴露造口，铺治疗巾于造口下，注意保暖	3		
	手消，戴手套，由上向下撕离已用的造口袋，注意保护患儿皮肤，防止皮肤损伤	5		
	仔细观察造口袋内排泄物情况	3		
	用温水由外向内清洗造口及周围皮肤	5		
	观察造口周围肠黏膜的血运情况	5		
	脱手套，用造口尺寸表测量造口的大小、形状并做标记	8		
	沿标记剪裁造口底盘，检查边缘是否整齐，底盘修剪是否合适	8		
	待造口周围皮肤晾干	5		
	戴手套，将底盘对准造口位置，由下而上粘贴造口底盘，扣上造口袋，夹好便袋夹，调整好造口袋位置	3		
	观察造口袋的密闭性及造口和周围皮肤的情况	3		
	协助患儿取舒适体位，穿好衣裤，整理床单元及用物	3		
	洗手、记录排泄物的量、性状、造口及其周围皮肤的情况	3		
终末质量标准20分	操作熟练、动作轻柔	5		
	造口袋底盘裁剪正确，大小适宜	5		
	粘贴造口袋方法正确，位置合适	5		
	更换方法正确	5		
合计		100		

造口护理技术

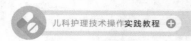

第七节　轴线翻身技术

　　轴线翻身技术是指将患儿头、肩、背、腰、腿保持在同一直线上，以这条线为轴线进行体位变换的护理操作技术。

目　的

　　（1）协助颅骨牵引、脊椎损伤、脊椎手术、髋关节术后的患儿在床上翻身。
　　（2）预防脊椎再损伤及关节脱位。
　　（3）预防压疮，增加患儿舒适感。

护理评估

　　（1）患儿年龄、意识状态、生命体征。
　　（2）患儿临床诊断及病情、损伤部位、肌力、自理能力和配合程度。
　　（3）患儿体位是否舒适，身体各部位是否处于功能位置及约束情况。
　　（4）术后患儿应检查各种管道固定情况，敷料有无脱落、浸湿。
　　（5）评估患儿及家长对轴线翻身术的耐受力和接受程度，了解患儿及家长的心理状况。

操作前准备

　　（1）护士准备：人数 3 人，衣帽整洁，洗手，戴口罩。
　　（2）患儿准备：患儿及家长了解操作目的及有关事项，取得患儿及家长的配合。
　　（3）用物准备：治疗车、翻身软枕 2 个。
　　（4）环境准备：保持室温 22 ～ 24℃，酌情关闭门窗。遮挡患儿，保护其隐私。

操作流程及操作要点

携用物至床旁	▲核对患儿腕带及床头信息（开放式询问患儿家长并确认患儿信息）
⬇	
移开床边椅	▲固定床脚轮，移开床边椅至适当处
⬇	
妥善固定导管	▲将各种导管及输液装置安置妥当，必要时将盖被折叠至床尾或一侧

取仰卧位	◆ 患儿仰卧，两臂交叉于胸前。移去枕头，松开被尾，拉起对侧床栏，防止坠床 ◆ 注意为患儿保暖
轴线翻身	◆ 护士A固定患儿头部，纵轴向上略加牵引使头、颈部随躯干一起慢慢移动 ◆ 护士B将双手伸至患儿对侧，分别托扶患儿肩、背部 ◆ 护士C将双手伸至患儿对侧，分别托扶患儿腰、臀部，使患儿头、颈、腰、髋保持在同一水平线上，由护士A发出口令，三人同时用力将患儿平移至操作者同侧床旁，使患儿头、颈、肩、腰、髋保持同一水平线翻转至侧卧位 ◆ 三人动作保持一致，保持患儿脊椎平直 ◆ 翻转角度不超过60°，避免由于脊柱负重增大而引起的关节突骨折
保持双膝处于功能位置	◆ 将软枕放于患儿背部支持身体，另一软枕放于两膝之间 ◆ 使双膝呈自然弯曲状，保持双膝处于功能位置
保持管道通畅	◆ 检查患儿肢体各关节，保持功能位，各种管道保持通畅 ◆ 操作中注意观察患儿病情，听取患儿主诉并安抚患儿，整理床单元

评 价

（1）卧位稳定，患儿安全。

（2）注意保暖，沟通合理有效。

（3）操作中体现出对患儿的人文关怀。

（4）各导管无脱落，位置正确。

注意事项

（1）翻转患儿时，应注意保持脊椎平直，以维持脊柱的正确生理弯度，避免由于躯干扭曲，加重脊柱骨折、脊髓损伤和关节脱位。翻身角度不可超过60°，避免由于脊柱负重增大而引起关节突骨折。

（2）患儿有颈椎损伤时，勿扭曲或者旋转患儿的头部，以免加重神经损伤引起呼吸肌麻痹而死亡。

（3）若患儿身上有各种管道或输液装置时，应先将管道安置妥当，翻身后仔细检查导管是

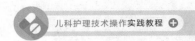

否有脱落、移位、扭曲、受压，随时保持各管道通畅。

（4）翻身时注意为患儿保暖并防止坠床。

◆ 知识拓展

轴线翻身会引起以下并发症：继发性脊髓神经损伤，植骨块脱落，椎体关节突骨折，管道脱落，压力性损伤等。

♨ 操作评分标准

轴线翻身技术操作评分标准

项目	技术操作要求	分值	扣分及原因	实际得分
准备质量标准20分	评估：了解患儿病情，意识状态及配合能力	4		
	观察患儿损伤部位，伤口情况、管路和卧位情况	4		
	护士：着装整齐、仪表端庄，洗手、戴口罩	4		
	物品：备齐用物，放置合理	4		
	环境：保持室温 22～24℃，关闭门窗，遮挡患儿，保护其隐私	4		
操作流程质量标准60分	核对、解释，取得患儿及家长的配合	2		
	固定床脚轮，移开床边椅至适当处	3		
	检查生命体征，将各种导管及输液装置安置妥当，必要时将盖被折叠至床尾或一侧	3		
	患儿仰卧，两臂交叉于胸前	3		
	移去枕头，松开被围，拉起对侧床栏，防止坠床	4		
	注意为患儿保暖	3		
	平移患儿至操作者同侧床旁	2		
	护士A固定患儿头部，纵轴向上略加牵引，使头、颈部随躯干一起慢慢移动	4		
	护士B将双手分别置于肩部、腰部	4		
	护士C将双手分别置于腰部、臀部	4		
	由护士A发出口令，三人同步翻转，翻身角度不超过60°	4		
	患儿背部垫软枕，两膝之间、骨突受压部位放软垫，双膝呈自然弯曲状	4		
	观察患儿生命体征	4		
	检查患儿肢体各关节，保持功能位，各种管道保持通畅	3		
	头、颈、肩、腰、髋保持在同一水平线上	4		
	操作者注意节力原则	3		
	整理床单元	3		
	洗手、记录	3		

续表

项目	技术操作要求	分值	扣分及原因	实际得分
终末质量标准20分	患者安全，无并发症，卧位稳定	5		
	各引流管无脱落，通畅，位置正确	5		
	沟通合理有效，注意保暖	5		
	操作中体现对患儿的人文关怀	5		
合计		100		

轴线翻身技术

第八节　更换腹腔引流袋技术

更换腹腔引流袋是严格遵照无菌技术原则更换引流袋，以确保引流通畅，有效引流积液、积气、积脓，同时观察有无术后并发症的一项操作技术。

目　的

（1）防止患儿发生逆行感染。
（2）保证引流的有效性。
（3）观察引流液的颜色、性状和量。

护理评估

（1）评估患儿病情、生命体征、腹部体征、精神状态及配合程度。
（2）观察伤口敷料有无渗血、渗液。
（3）观察引流液的颜色、性状及量，了解引流是否通畅。

操作前准备

（1）患儿准备：向患儿及家长解释更换腹腔引流袋的目的及过程，取得配合。
（2）用物准备：①治疗车上层准备治疗盘、一次性引流袋、无菌治疗巾、血管钳、复合碘棉、无菌手套、胶带、消毒弯盘 2 个（内放镊子 1 把、消毒纱布 1 块）；②治疗车下层准备污物分类桶。

（3）环境准备：安全、安静、清洁，必要时屏风遮挡，保护患儿隐私，注意保暖。

§ **操作流程及操作要点**

核对 解释	● 核对医嘱及患儿信息，向患儿及家长解释目的

携用物至床旁	● 关好门窗，拉好床帘 ● 手消，协助患儿取低半卧位或平卧位 ● 妥善固定患儿，必要时适当约束

暴露引流管	● 戴手套，检查伤口，暴露引流管，移除胶带，铺治疗巾于引流管口处下方；弯盘放在引流管右侧；从上至下挤捏引流管；用止血钳夹住引流管接头上方 5 cm 处 ● 注意患儿保暖

检查引流袋	● 检查引流袋有效期、密封性，检查引流袋有无破损 ● 拧紧引流袋尾端的塞子，将引流袋挂于床边

分离接头	● 取无菌纱布包住引流管接头处；分离接头，观察引流物的颜色、性状及量；将换下的引流袋置于黄色垃圾袋内

消毒	● 用消毒棉签围绕接口环形消毒一圈，然后以接口为起点向上纵行消毒 2.5 cm，再围绕接口环形消毒一圈，同法以接口为起点向下纵行消毒 2.5 cm ● 消毒手法正确，有一定力度 ● 取复合碘棉时，始终保持碘棉头端向下

消毒引流管	● 用消毒棉签消毒引流管的管口横断面，连接新的引流袋 ● 连接引流袋时避免引流管头端污染

松开止血钳 挤压引流管	● 松开止血钳，从上往下挤捏引流管 ● 检查引流是否通畅，胶带妥善固定，防止意外拔管

安置患儿	● 整理衣物及盖被，取合适卧位

交代注意事项	◆ 向患儿及家长交代有关注意事项 告知更换体位或下床活动时，保护引流管的措施，保持引流袋低于引流部位，防止逆流

用物处置	◆ 按医疗垃圾分类进行处理 ◆ 洗手，记录

评　价

（1）严格遵守无菌原则，操作过程中引流装置未受污染。

（2）操作熟练，动作轻柔，引流通畅，无并发症。

（3）患儿及家长了解更换引流袋的相关知识，积极配合。

注意事项

（1）一般无菌引流袋应低于体内引流管安置高度，防止引流液倒流。

（2）定时放出引流袋中的液体，按规定更换引流袋（每日或每周更换一次，或遵医嘱）。

（3）妥善固定管道，操作时防止牵拉，以防引流管脱落。

（4）保护患儿引流口周围皮肤，局部涂氧化锌软膏，防止引流液引起局部皮肤破溃和感染。

（5）一旦发生引流不畅或引流管脱出，及时告知医生。

知识拓展

常见并发症及防范措施如下。

（一）引流管堵塞

（1）更换引流管前，检查引流袋管道的通畅性，妥善固定导管。

（2）妥善放置引流袋，保持引流管通畅，定时挤压，避免引流管折叠、扭曲。

（3）发现堵塞立即检查引流管有无移位、扭曲及血凝块堵塞。

（4）疑有堵塞，可反复挤压引流管，挤压时避免牵拉。

（5）必要时通知医生，由医生执行冲洗。

（二）感染

（1）引流袋每周更换两次（引流液多或有性状颜色改变需每天更换），更换时严格执行无菌技术操作技术。

（2）保持引流管口皮肤清洁，敷料有渗血、渗液时，及时告知医生换药。

（3）妥善固定引流管，保持引流袋位置低于引流部位；下床活动时夹闭引流管。

　　（4）发现引流液变色、浑浊，及时报告医生，留取标本进行培养及药敏试验，遵医嘱正确应用抗生素。

　　（5）定时测量体温，密切观察病情变化。

（三）管道滑脱

　　（1）引流管妥善固定，并有一定的活动范围。

　　（2）对患儿及家长做好引流管的宣教工作，避免剧烈活动和过度牵拉。

　　（3）加强巡视，观察引流管固定情况，必要时适当约束四肢。

　　（4）一旦发生腹腔引流管滑脱，立即予无菌纱布覆盖伤口，通知医师换药或重置引流。

❽ 操作评分标准

更换腹腔引流袋技术操作评分标准

项目	技术操作要求	分值	扣分及原因	实际得分
准备质量标准20分	评估：①评估患儿病情、生命体征、腹部体征、精神状态及配合程度	4		
	②观察伤口敷料有无渗血、渗液	3		
	③观察引流液的颜色、性状及量，了解引流是否通畅	3		
	护士：着装整洁，洗手，戴口罩、帽子	3		
	用物：备齐用物，放置合理	4		
	环境：安静，光线适宜，用屏风遮挡，注意保暖	3		
操作流程质量标准60分	核对医嘱及患儿信息	3		
	解释，取得患儿及家长配合，关好门窗，拉好床帘	3		
	手消，协助患儿取合适的体位，妥善固定患儿，必要时适当约束，注意保暖	3		
	戴手套，检查伤口，暴露引流管，移除胶带，铺治疗巾	4		
	从上至下挤捏引流管，用止血钳夹住引流管接头上方5cm处	5		
	检查引流袋有效期、密封性，检查引流袋有无破损	3		
	拧紧引流袋尾端的塞子，将引流袋挂于床边	3		
	正确分离接头	4		
	观察引流液的颜色、性质、量	3		
	消毒引流管方法正确	7		
	正确连接引流袋，无污染	4		
	检查引流是否通畅	3		
	妥善固定，防止意外拔管	3		
	协助患儿取舒适卧位	3		
	交代注意事项	3		
	整理用物	3		
	洗手，记录	3		

续表

项目	技术操作要求	分值	扣分及原因	实际得分
终末质量标准20分	操作正确、熟练	5		
	体现关爱患儿（是否注意保护患儿的隐私，防止患儿受冻，操作动作轻柔，关注患儿主诉）	5		
	严格执行无菌技术操作	5		
	妥善固定，有效引流	5		
合计		100		

更换腹腔引流袋技术

第五章

儿童康复护理技术

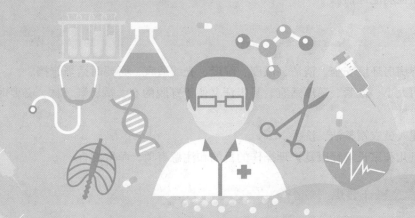

第一节 穿脱衣物训练技术

衣物的穿脱是日常生活活动不可缺少的动作，对有身体功能障碍而不能完成衣物穿脱动作的康复对象，只要能保持坐位平衡，有一定的协调性和准确性，即应当指导他们如何利用残存功能来解决衣物的穿脱问题，以恢复生活自理能力。

目 的

帮助偏瘫患儿利用残存功能来解决衣服的穿脱问题，以恢复生活自理能力，提高其生活质量，争取早日回归家庭与社会。

护理评估

（1）能力评估，包括意识、智力、自理能力、心理状态、合作程度。

（2）体功能评估，如肌力、肌张力、关节活动度、坐位平衡、协调能力、肢体偏瘫情况、有无伤口、管道等情况。

（3）感知觉功能评估。

操作前准备

（1）保持病房环境安全、清洁，温度、湿度、光线适宜，必要时适当遮挡。

（2）选用大小、松紧、薄厚适宜、易吸汗又便于穿脱的衣、裤、鞋、袜，必要时准备纽扣牵引器、鞋拔等。

（3）护理人员衣帽整洁，洗手。

（4）向患儿和家长解释康复护理操作的目的和注意事项，争取配合。

操作流程及操作要点

训练前	♦护士应先讲解，必要时演示，并协助患儿完成训练
穿、脱 套头上衣	♦将衣服正面朝下放在大腿上，领子放在膝盖上 ♦先将患儿手穿上袖子并拉到肘部以上，再穿健侧衣袖，最后套头 ♦脱衣时，先将衣服脱至胸部以上，再用健手将衣服拉住，从背部将头脱出，先脱健手，再脱患手

穿、脱开衫上衣	◦ 先穿患侧，再穿健侧 ◦ 把袖子穿在患侧的手臂上，继而把衣领拉至患侧的肩上 ◦ 健手转到身后把衣服沿患肩拉至健肩 ◦ 把健侧的手臂穿入另一侧衣袖 ◦ 把衣服拉好，系好扣子 ◦ 脱衣顺序与穿衣顺序相反，先脱健侧，再脱患侧
穿、脱裤子	◦ 穿裤时，将患腿屈髋、屈膝放在健腿上，套上裤腿后拉到膝以上，放下患腿，全脚掌着地，健腿穿裤腿并拉到膝以上，抬臀或站起向上拉至腰部，整理系紧 ◦ 脱裤顺序与穿裤顺序相反，先脱健侧，再脱患侧
穿、脱袜子和鞋	◦ 穿袜子和鞋时，先将患腿抬起放在健腿上，用健手为患足穿袜子和鞋，放下患足，双足着地，重心转移至患侧，再将健侧下肢放到患侧下肢上方，穿好健侧的袜子和鞋 ◦ 脱袜子和鞋时顺序相反

📝 评　价

（1）全面评估患儿情况是否适合训练及效果。

（2）训练前正确地讲解和演示。

（3）穿脱衣物的顺序正确。

⚠ 注意事项

（1）衣物穿脱动作的训练，必须在掌握坐位平衡的条件下进行。

（2）在衣物选择上，应当选用大小、松紧、薄厚适宜，易吸汗，又便于穿脱的衣、裤、鞋、袜，纽扣、拉链和鞋带使用尼龙搭扣，裤带选用松紧带等。

（3）在衣物穿脱顺序上，注意穿衣时先患侧后健侧，脱衣时先健侧后患侧。

（4）有双上肢功能障碍者，需要给予一定的协助。

（5）鼓励患儿尽最大努力去独立完成各种生活活动，当训练取得进步时，及时给予肯定。

（6）随时观察患儿反应，如身体不适，应立即停止操作。

（7）训练过程中应有护理人员和家长陪同，保证患儿安全。

↔ 知识拓展

（一）穿脱衣物的禁忌证

（1）骨折、外伤、术后早期患儿。

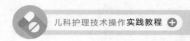

（2）病情不稳定期。

（二）穿脱衣物的适应证

（1）骨折或关节脱位，复位、固定后患儿。
（2）断肢再植、肌腱断裂修补术后。
（3）肢体瘫痪患儿。
（4）自主活动能力受限。
（5）其他原因关节受限，无禁忌证。

♡ 操作评分标准

穿脱衣物训练技术操作评分标准

项目	技术操作要求	分值	扣分及原因	实际得分
准备质量标准20分	评估：了解病情，评估意识、智力、合作程度、肌力、坐姿平衡、有无肢体偏瘫、伤口、管道、心理状态等情况是否适宜训练	10		
	环境：安静、安全，温度、湿度适宜，可采取适当遮挡	2		
	护士：仪表端庄，服装整洁，无长指甲，洗手，戴口罩	3		
	检查衣、裤、鞋、袜的大小及松紧，便于穿脱	3		
	保持双手温暖	2		
操作流程质量标准60分	帮助患儿树立信心，提高训练欲望	3		
	讲解穿脱衣物训练的目标和意义，争取配合训练	3		
	护士演示、讲解后，分步骤训练患儿	10		
	穿套头衣物：将衣服正面朝下放在大腿上，领子放在膝盖上，先将患手穿上袖子并拉到肘部以上，再穿健侧衣袖，最后套头	10		
	脱套头衣物：脱衣时，将衣服脱至胸部以上，再用健手将衣服拉住，从背部将头脱出，先脱健手，再脱患手			
	穿开衫上衣：①把袖子穿在患侧的手臂上，继而把衣领拉至患侧肩上；②健手转到身后把衣服沿患肩拉至健肩；③把健侧的手臂穿入另一侧衣袖；④把衣服拉好，系好扣子(必要时使用纽扣牵引器)	10		
	脱开衫上衣：脱衣顺序与穿衣顺序相反，先脱健侧，再脱患侧			
	穿裤子：穿裤时将患腿屈髋、屈膝放在健腿上，套上裤腿后拉到膝以上，放下患腿，全脚掌着地，健腿穿裤腿并拉到膝以上，抬臀或站起向上拉至腰部，整理系紧	10		
	脱裤子：脱裤顺序与穿裤顺序相反，先脱健侧，再脱患侧			
	穿袜子和鞋：穿袜子和鞋时先将患腿抬起放在健腿上，用健手为患足穿袜子和鞋，放下患足，双足着地，重心转移至患侧，再将健侧下肢放到患侧下肢上方，穿好健侧的袜子和鞋	10		
	脱袜子和鞋：与穿袜子和鞋的顺序相反			
	洗手、脱口罩、记录	4		

续表

项目	技术操作要求	分值	扣分及原因	实际得分
终末质量标准20分	与患儿交流训练的感受 观察、记录患儿的训练效果 根据情况制订训练计划	6 7 7		
合计		100		

穿脱衣物训练技术

第二节　吞咽训练技术

吞咽障碍护理可以改善患儿吞咽的功能，改变或恢复经口进食的方式，早日拔出鼻饲管、造瘘等；预防和减少并发症的发生，改善患儿的营养状态，有利于其他功能障碍的恢复。该护理主要应用于神经系统疾病导致的神经源性吞咽障碍患儿。

目　的

（1）促进吞咽功能的恢复，早日拔出胃管。
（2）改善营养，促进康复。
（3）减少和防止并发症。

护理评估

（1）评估患儿吞咽困难发生的部位和时期。
（2）有无肺炎、营养不良等并发症。

操作前准备

（1）护士准备：着装整洁，洗手，戴口罩。
（2）患儿准备：卧位。
（3）物品准备：治疗车上层准备无菌手套、方纱、无菌棉签、压舌板、电筒、滴管、温水、冰块或冰水；治疗车下层准备污物分类桶。

（4）环境准备：清洁、舒适，适合无菌技术操作。

操作流程及操作要点

口面部肌群放松	♦ 拇指及其余四指轻揉面部肌肉群，用拇指轻揉唇周肌肉和咽部肌群，进行放松 5 ~ 10min
口面部肌群运动训练	♦ 进行皱眉、吹气、闭眼、鼓腮、微笑表情动作训练
舌肌训练	♦ 舌做前伸、后缩、左右、卷动主动活动，用压舌板在舌上进行压、滑动刺激，舌抵压舌板练习抗阻运动
口腔内冷刺激训练	♦ 用数根冰冷的湿棉签刺激软腭、腭弓、咽后壁、舌后部及两侧牙龈部，连续 5 次
直接摄食训练	♦ 根据患儿病情选择此操作 ♦ 进食体位：可采用坐位或半坐位，头稍前屈，辅助者位于患儿健侧 ♦ 食物要求：密度均一，有适当黏性，不易松散，温度适中 ♦ 进食训练：护士应用薄而小的勺子从患儿的健侧喂食，用小汤匙把 3 ~ 4mL 的糊状食物放在患儿舌根部，嘱患儿做吞咽动作。进食后30min内不宜翻身、叩背、吸痰等操作（抢救等特殊情况除外），并采取半坐卧位或坐位，尽量减少刺激，以防反流、误吸的发生
口腔清洁	♦ 一次性棉签蘸取生理盐水，清洁口腔

评 价

（1）能根据患儿的临床表现结果，给予患儿合适的吞咽障碍训练方法。

（2）能正确运用直接及间接训练方法，对患儿做出正确的吞咽障碍康复护理指导，促进患儿的康复。

注意事项

（1）对有吞咽障碍的患儿，重视初步筛查及每次进食期间的观察，防止误吸，特别是隐性误吸发生。

（2）合理运用吞咽功能训练，保证患儿安全，避免呛咳及误吸，在进食或摄食训练前后应认真清洁口腔，防止误吸。

知识拓展

吞咽训练的禁忌证如下。

（1）生命体征不稳定患儿。

（2）昏迷状态或意识尚未清醒、对外界的刺激迟钝、严重认知功能障碍、吞咽反射咳嗽消失或明显减弱患儿。

操作评分标准

吞咽训练技术操作评分标准

项目	技术操作要求	分值	扣分及原因	实际得分
准备质量标准20分	仪表端庄，服装整洁，无长指甲 用物准备齐全，放置合理 室温适宜，光线充足 告知目的，做好解释工作 洗手，戴口罩	3 5 2 5 5		
操作流程质量标准60分	口、面部肌群放松训练；拇指及其余四指轻揉面部肌肉群，用拇指轻揉唇周肌肉和咽部肌群，进行放松 5～10 min 口、面部肌群运动训练：进行皱眉、吹气、闭眼、鼓腮、微笑表情动作训练 舌肌训练：舌做前伸、后缩、左右卷动主动活动，用压舌板在舌上进行压、滑动刺激，舌抵压舌板练习抗阻运动 口腔内冷刺激训练：用数根冰冷的湿棉签刺激软腭、腭弓、咽后壁、舌后部及两侧牙龈部，连续 5 次 直接摄食训练：根据患儿病情选择性训练 口腔清洁：棉签蘸取生理盐水，清洁口腔 洗手、脱口罩、记录	10 10 10 10 10 5 5		
终末质量标准20分	动作轻巧、稳重、准确 无误吸发生 床旁备好急救物品（心电监护仪，氧气，负压吸引器，急救包）	8 7 5		
合计		100		

吞咽训练技术

第三节 脑损伤患儿抗痉挛体位摆放技术

体位摆放是指根据治疗、护理以及康复的需要对患儿采取并能保持的身体姿势和位置。脑损伤急性期大部分患侧肢体呈弛缓状态，急性期过后，患儿逐渐进入痉挛阶段，大部分患儿的患侧上肢以屈肌痉挛占优势，患侧下肢以伸肌痉挛占优势，长时间的痉挛会造成关节挛缩、关节半脱位和关节周围软组织损伤等并发症，早期实施良肢位摆放可有效预防各种并发症的发生，为后期的康复打下良好的基础。

目 的

（1）减缓痉挛和预防畸形的出现或加重。
（2）保持躯干和肢体功能状态。
（3）预防压疮。
（4）预防、减缓关节挛缩。

护理评估

（1）患儿的意识、生命体征、躯体和四肢的活动度、损伤部位及管道等。
（2）患儿需要保持的体位。
（3）患儿配合程度。

操作前准备

（1）护士准备：着装整洁，洗手，戴口罩，向患儿和家长解释操作目的。
（2）物品准备：软枕数个。
（3）环境准备：整洁、舒适、安全。

操作流程及操作要点

仰卧位	♦头部：垫薄枕，双侧肩胛和上肢下各垫一小枕托，抬高肩关节，预防肩关节脱位
	♦上肢：轻度外展，前臂旋后，掌心向上，整个上肢平放于枕上
	♦下肢：髋关节下方垫小枕，膝关节轻度屈曲位
	♦踝关节：背伸半脱位状态，防止足下垂

健侧卧位	◈ 健侧在下，患侧在上，头部垫枕，患侧上肢伸展位置于枕上，使患侧肩胛骨向前、向外伸，前臂旋前，手指伸展，掌心向下；患侧下肢向前屈髋屈膝，完全枕头支持，患侧踝关节不能内翻悬在枕头边缘，防止足内翻下垂
患侧卧位	◈ 患侧在下，健侧在上，头部、背后垫枕，使躯干侧卧，患臂外展前伸旋后，患肩向前伸展，以避免受压和后缩；前臂旋后，肘与腕均伸直，掌心向上；患侧下肢轻度屈曲位放在床上，健腿屈髋、屈膝向前放于长枕上，健侧上肢放松，放在胸前的枕上或躯干上
床上坐位	◈ 当病情允许时，应鼓励患儿尽早坐起，摇起床头90°角或背部用枕头支撑好，保持躯干挺直，不可倾斜，髋关节保持90°屈曲位，双膝屈曲50°~60°，膝下垫软枕，患侧足底放一枕；患侧上肢下放薄枕，患肩向前伸，肘关节伸直，双侧上肢伸展放于床上餐板或调节板上

评 价

（1）能正确摆放预防并发症的体位。

（2）护士动作轻稳、协调。

（3）保持床单元整洁、柔软、干净、无渣屑。

注意事项

（1）定时翻身，观察骨突皮肤情况。

（2）任何时候禁忌拖、拉患侧上肢，以防止肩关节半脱位。

（3）1~2h变换一次体位，维持良好血液循环。

（4）保持床单元柔软、平整、干燥，做好大小便失禁护理。

（5）补充热量、蛋白质、维生素。

知识拓展

禁忌证如下。

（1）严重不能配合的患儿。

（2）疾病处于危重期的患儿。

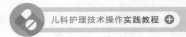

 儿科护理技术操作实践教程

操作评分标准

脑损伤患儿抗痉挛体位摆放技术操作评分标准

项目	技术操作要求	分值	扣分及原因	实际得分
准备质量标准20分	评估：患儿的意识、生命体征、配合程度、躯体和四肢的活动度、损伤部位及管道	5		
	用物：枕头多个	5		
	护士：仪表端庄，服装整洁	5		
	环境：安静、清洁、安全	3		
	洗手，戴口罩	2		
操作流程质量标准60分	仰卧位 头部：垫薄枕，双侧肩胛和上肢下各垫一小枕托，抬高肩关节，预防肩关节脱位 上肢：轻度外展，前臂旋后，掌心向上，整个上肢平放于枕上 下肢：髋关节下方垫小枕，膝关节轻度屈曲位 踝关节：背伸半脱位状态，防止足下垂	14		
	健侧卧位 健侧在下，患侧在上，头部垫枕，患侧上肢伸展位置于枕上，使患侧肩胛骨向前、向外伸，前臂旋前，手指伸展，掌心向下；患侧下肢向前屈髋屈膝，完全枕头支持，患侧踝关节不能内翻悬在枕头边缘，防止足内翻下垂	14		
	患侧卧位 患侧在下，健侧在上，头部、背后垫枕，使躯干侧卧，患臂外展前伸旋后，患肩向前伸展，以避免受压和后缩；前臂旋后，肘与腕均伸直，掌心向上；患侧下肢轻度屈曲位放在床上，健腿屈髋、屈膝向前放于长枕上，健侧上肢放松，放在胸前的枕上或躯干上	14		
	床上坐位 当病情允许时应鼓励患儿尽早坐起，摇起床头90°角或背部用枕头支撑好，保持躯干挺直，不可倾斜，髋关节保持90°屈曲位，双膝屈曲50°～60°，膝下垫软枕，患侧足底放一枕；患侧上肢下放薄枕，患肩向前伸，肘关节伸直，双侧上肢伸展放于床上餐板或调节板上	14		
	洗手，脱口罩	4		
终末质量标准20分	正确摆放各种疾病的体位	10		
	护士动作轻稳、协调	7		
	护患沟通有效，满足双方需求	3		
合计		100		

脑损伤患儿抗痉挛体位摆放技术

236

参考文献

［1］ 王红粉，周健，张超先，等.鼻导管吸氧法导管插入深度的临床研究［J］.护理研究，2002，16（8）：443-444.

［2］ 陈艳珍，谷润联，王海俊.舒适护理在新生儿光疗中的应用［J］.全科护理，2009，7（18）：1663-1664.

［3］ 冯玉荣，宋葆云.临床护理技术操作规范［M］.郑州：河南科学技术出版社，2011.

［4］ 邵肖梅.亚低温治疗新生儿缺血缺氧性脑病方案［J］.中国循证儿科杂志，2011，6（5）：337-339.

［5］ 喻文亮，钱素云，陶建平.小儿机械通气［M］.上海：上海科学技术出版社，2012.

［6］ 冯雁，杨顺秋，金丽芬.新编临床常用50项护理技术操作规程及评分标准［M］.北京：军事医学科学出版社，2012.

［7］ 汤玉英，程岚.手术部位皮肤处理与预防手术切口感染的关系分析［J］.现代诊断与治疗，2013，8：1916-1917.

［8］ 屠芳兰，贾彦霞，刘丽荣.普外科患者不同备皮方法对术后感染的影响研究［J］.中华医院感染学杂志，2015，25（16）：3771-3773.

［9］ 李素云，熊莉娟，史雯嘉，等.外科护理学［M］.武汉：湖北科学技术出版社，2015.

［10］ 赵国琴，黄一凡.护理学基础［M］.北京：人民卫生出版社，2015.

［11］ 李小寒，尚少梅.基础护理学［M］.6版.北京：人民卫生出版社，2017.

［12］ 崔焱，仰曙芬.儿科护理学［M］.6版.北京：人民卫生出版社，2017.

［13］ 兰芬芬.新生儿不同足跟血采集方法的临床效果及分析［J］.世界最新医学信息文摘，2017，17（46）：159，161.

［14］ 武恬恬，王晶晶.新生儿沐浴护理干预的研究进展［J］.护理实践与研究，2017，14（18）：25-27.

［15］ 徐海燕.儿童物理降温的应用现状及护理［J］.世界最新医学信息文摘，2017（82）.30-31，33.

［16］ 苏绍玉，胡艳玲.新生儿临床护理精粹［M］.北京：人民卫生出版社，2017.

［17］ 李昕，赖素贤，庄婉珠.不同新生儿暖箱温湿度对早产儿体重的影响分析［J］.中国医疗器械信息，2017（23）：12-13.

［18］ 贾彦彩，刘颖.70项护理操作技术图解与评分标准［M］.北京：中国医药科技出版社，2017.

［19］ 鲍秀芹.康复护理学实践与学习指导［M］.北京：人民卫生出版社，2018.

［20］ 刘娟.鼻塞式CPAP对小儿重症肺炎临床症状和血气指标的影响［J］.医学理论与实践，2018，31（14）：2153-2154.

［21］ 许颖，蒋小平，林楠，等.697名无陪护新生儿病区护士实施身体评估影响因素的现状调

查[J].护理学报,2018,25(4):45-48.

[22] 郭舒文,黄婷,林娟斌,等.母乳应用于新生儿臀部护理的效果观察[J].护理与康复,2018,17(12):36-38.

[23] 张玉侠.实用新生儿护理学[M].7版.北京:人民卫生出版社,2018.

[24] 张琳琪,王天有.实用儿科护理学[M].北京:人民卫生出版社,2018.

[25] 李映兰,王爱平.护理综合实训[M].北京:人民卫生出版社,2018.

[26] 邵肖梅,叶鸿瑁,丘小汕.实用新生儿学[M].5版.北京:人民卫生出版社,2019.

[27] 胡婷.辐射台对新生儿肺炎患儿治疗效果的影响[J].医疗装备,2019,32(22):183-184.

[28] 吕雪灵.探讨心理干预对儿童肌肉注射疼痛的影响[J].系统医学,2019,4(15):175-177.

[29] 苏丽珍,朱建英,刘弈韵.家属陪同式新生儿沐浴方式的可行性及效果[J].现代医学与健康研究电子杂志,2019,3(2):97-98.

[30] 唐峻岭,董璐,王煜非.持续与无创葡萄糖监测技术的发展与应用[J].中华检验医学杂志,2019,42(11):914-918.

[31] 陶艳玲,莫蓓蓉,何笳.63项危重症护理必备技能[M].太原:山西科学技术出版社,2019.

[32] 鲍媛媛.新生儿脐部护理方式研究新进展[J].实用临床护理学电子杂志,2019,4(21):180-181.

[33] 张玲娜.急诊心电图检查存在的问题及管理对策[J].中国卫生产业,2019,16(22):86-87.

[34] 绍楠.小儿呼吸机相关性肺炎病原学及危险因素评价[J].世界复合医学,2020,6(7):40-46.

[35] 郑显兰.儿科危重症护理学[M].北京:人民卫生出版社,2015.

[36] 杨蕾,王兆.有创动脉血压监测在重症手足口病患儿中的应用时机及临床护理经验[J].现代医药卫生,2013,29(17):2669-2671.

[37] 黄馨仪,翁卫群,顾婷.小儿身体约束工具使用的研究进展[J].全科护理,2020,18(3):282-284.

[38] 罗辉,刘雯雯,张慧.改良胃管置入长度检测措施对新生儿鼻饲作用的Meta分析[J].临床护理杂志,2020,19(2):4-8.

[39] 刘亚.综合护理在对新生儿持续性肺动脉高压患儿进行一氧化氮吸入治疗中的应用[J].当代医药论丛,2020,18(12):215-216.

[40] 熊晓萱.新生儿高胆红素血症利用换血疗法治疗的临床护理[J].心电图杂志,2020,9(1):217-218.

[41] 王芳.亚低温治疗新生儿缺氧缺血性脑病对血流动力学及神经行为的影响[J].中国医药指南,2020,18(23):66-67.

[42] 杨少颖.新生儿抚触护理对早期新生儿生长发育影响的疗效评价[J].实用临床护理学电子杂志,2020,5(5):112.

[43] 燕铁斌,尹安春.康复护理学[M].北京:人民卫生出版社,2017.